Anacorin
Comach Carrera
DOULA-GINECOBSTETRA

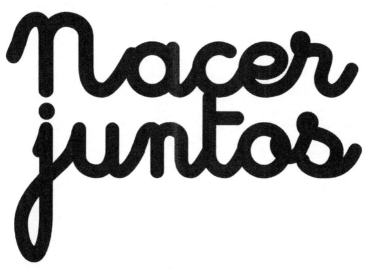

Un relato íntimo
que transforma el camino del embarazo,
nacimiento y posparto

Nacer Juntos
Un relato íntimo que transforma el camino
del embarazo, nacimiento y posparto

Anacorina Comach Carrera
Año 2023

Consultoría y mentoría del proceso de escritura
Proyecto TODOS PODEMOS ESCRIBIR UN LIBRO
Programa: Escribe tu libro en 40 o 70 días
Rosangela Rodríguez Garrido
www.rosangelarodriguez.com

 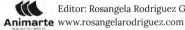 **Ruta de acompañamiento para autopublicación del escritor independiente**

Editor: Rosangela Rodríguez Garrido
Animarte www.rosangelarodriguez.com

Coordinador:
Dayana E. Querales A. / @queralesdayana

Lector cero:
Ydilia Rodríguez / @ydirodriguez

Corrector ortotipográfico y de estilo:
Rayza E. González R. / @rayelengonzalez

Diseñador de portada:
Esther Figueira / @giallografico

Fotografía de portada:
Kei Rotundo / @drishtidream

Bebé de portada:
Sienna Provenzano

Maquetación y montaje en plataforma digital:
Verónica Flores / @veronicaflorespadrón

Infografías:
Laura Castillo

Optimizador en plataforma digital (Amazon):
Equipo multidisciplinario

DEDICATORIA

A mi Mima, por ser mi luz, mi refugio y,
sin saberlo, mi mejor ejemplo de vida.

A Marbella, por entregarme a la pasión
de la vida de las mujeres y de la investigación.
Por ti decidí escribir estas letras; espero que las leas.

A Gabriel y Gustavo, porque por ustedes
siempre lo intentaré TODO. ¡Los amo!

AGRADECIMIENTOS

Si a los 15 años viniera mi yo de hoy
y se sentara con Anacorina
a contarle todo lo que como mujer viviría,
me hubiera puesto a escribir cada acontecimiento
para recopilarlo hasta los momentos
y plasmarlo en estas letras, y que nada se me escapara.
Sin embargo, en mi mente logré guardar
cada instante sin saber que podría escribirlo
para ser de apoyo y acompañamiento para muchas mujeres.

Este libro es para ti, que estás embarazada,
y quieres entender qué pasa en tu cuerpo
y en tus emociones, pero también es para aquella mujer
que ha transitado por la maternidad,
que se ha sentido estancada y con la vida en pausa.

Es para esa mujer que cree
que no puede reinventar su vida
y que no rescatará esa versión de ella
que quedó atrás, al iniciar un camino nuevo.
Y también es dedicado a todas aquellas
que deseen convertirse en doulas
y creen que no tienen las herramientas.

No puedo dejar de nombrar a Marbella,
la abuela de mis hijos, con quien la vida hizo
que coincidiera en un momento en el que ambas llenamos
espacios que, aunque eran difíciles de llenar,
logramos complementar y amoldar a nuestra realidad.

Marbella fue mi ejemplo y fue quien me abrió los ojos
a este maravilloso mundo de la vida de las mujeres,
con una perspectiva diferente.

A mi mamá, quien con su cotidianidad
me enseñó más de lo que ella pudo pensar.
Verla en retrospectiva, me hizo crecer
como ser humano, como mujer y como mamá.
Si pudiera decirte gracias, te abrazaría en silencio
y te apretaría tanto que las palabras estarían de sobra.
A Gabriel y Gustavo, que con su llegada
me hicieron vivir la maternidad, palparla y sentirla.

Me enseñaron la realidad
y me llenaron de fuerza
con su mirada dulce y con su sonrisa
cada vez que quise rendirme.
Ustedes son la razón por la que cada día
intento ser mejor persona,
porque ambos han sido mis maestros
y ese amor infinito que les profeso
me hace resetearme cada mañana
para ser la mejor versión para ustedes.

A mis hermanas, Maureen, Andrea y Analexandra,
por ser mis cómplices, mis soportes
y mis mejores críticas,
por darme el mejor regalo de la vida,
Isabella, Juan, Martina, Alice y Amaia. ¡Los amo!

A Carlos, por ser mi compañero en tantas aventuras,
naciendo juntos como mamá y como papá;
por compartir conmigo este proyecto de vida
llamado Gabriel y Gustavo, por ser muchas veces la silla
cuando me sentía cansada y por tu amor.

A mi papá, que siempre ha sido ejemplo de disciplina y ética,
y de quien aprendí el amor por la Medicina
y por la curiosidad de investigar todo lo que me gusta.

A Rosangela Rodríguez Garrido,
por tenerme tanta paciencia
en mi inconsistencia e indisciplina
a la hora de escribir este libro,
porque nadie puede imaginarse
que escribir sobre una misma
puede mover tantas fibras y necesitar
de hacer paréntesis para continuar.

A Luisana López, por dejarme ser su doula espejo
y haber sido tan abierta y espléndida conmigo
cuando yo apenas entendía el sistema en este país.

A Diana Nielavitzky Zacharin,
por ser mi doula guía, por ser esa luz
y esa maestra increíble en este camino tan intenso,
como lo es servir a una mujer
que necesita de tanta energía y buena vibra,
y porque, además, es un honor
que sea ella la prologuista de esta aventura.

Y, por supuesto, no voy a dejar por fuera
a todas esas mujeres que,
a lo largo de todo mi trayecto como profesional,
me han acompañado y me han dado
material para contar y contar historias.
TODAS, sin dejar a ninguna por fuera,
aunque sus nombres no estén en estas líneas,

han sido de gran importancia para mí
y para crecer como ser humano y como profesional;
sus vidas, sus historias, sus circunstancias
han sido para mí la mejor escuela.

¡GRACIAS!

PRÓLOGO

Queridos lectores,

Es un honor para mí presentarles el libro *Nacer juntos*, de Anacorina, una obra única y conmovedora que aborda el embarazo y el parto desde una perspectiva holística, tanto desde la experiencia profesional de la autora como ginecóloga obstetra, como desde la experiencia personal al dar a luz a sus hijos, Gabriel y Gustavo.

Al abrir su corazón con tanta honestidad y sinceridad, nos permite ser testigos de su transformación como mujer-madre y mujer-obstetra. A través de las páginas del libro, te encontrarás con la profesional que, antes que nada, es un ser humano con un deseo constante de aprendizaje, responsabilizándose por sus propias elecciones y permitiéndonos, tal vez, aprender de ellas.

En este libro, Anacorina comparte con nosotros sus conocimientos sobre el proceso de gestación, el nacimiento y la importancia del bienestar físico, espiritual y emocional de la madre y su bebé. Con su profundo conocimiento de la fisiología del embarazo, nos lleva de la mano a través de los cuatro trimestres —porque aborda antes y después—, brindando información vital sobre cómo transitar por esta etapa de la vida.

Este libro es una guía amorosa para todas las madres embarazadas que buscan conectarse con su propia sabiduría interna, y vivir el proceso del parto con amor y respeto. Además, nos brinda información detallada y rigurosa sobre las diferentes opciones de parto, para que podamos tomar las decisiones más informadas y adecuadas para nosotras y nuestros bebés.

Con este conocimiento, Anacorina nos empodera y nos permite hacer elecciones conscientes y libres, siempre desde una perspectiva de respeto y amor hacia la madre y su bebé.

En *Nacer juntos*, Anacorina nos presenta la figura de la doula, así como las evidencias científicas que muestran su importancia durante el parto. Esta obra es un canto a la vida, al nacimiento y a la importancia de hacerlo de manera consciente y en plena armonía con nuestra naturaleza.

¡Un libro imprescindible para cualquier persona interesada en el nacimiento y la maternidad consciente!

Este es el libro que hubiera querido leer hace 36 años cuando estaba embarazada de mi primera bebé, y es el que todas las madres gestantes deberían leer hoy en día. Es una obra que brinda la información y las herramientas necesarias para vivir la gravidez y el parto de una manera consciente y plena, y que nos invita a conectarnos con nuestra propia esencia y con el milagro de la vida.

Anacorina ha escrito una obra hermosa, llena de sabiduría y amor que, sin duda, transformará su manera de vivir la maternidad.

No puedo sino recomendarles con entusiasmo la lectura de este libro.

Disfruten de este viaje maravilloso que es *Nacer juntos*.

Diana Zacharin
Educadora de educadoras
Doula certificada y formadora de doulas
Hypnobirthing, hipnotista,
terapeuta con Flores de Bach
www.blissfulmommy.com

PRESENTACIÓN

Dicen que para enamorarte de algo necesitas tiempo, porque hay quienes no creen en el amor a primera vista, pero a lo largo de la vida me he topado con títulos de libros que solo al leerlos me cautivan y me hacen subirme a ese mágico camino que es leer esa compilación de letras y palabras combinadas para dejarme un mensaje.

Esta aventura de escribir algo para compartirlo nació de la necesidad de contar qué me llevó a cambiar mi perspectiva ante un tema tan importante como lo es el nacimiento. Ese momento crucial entre un silencio abismal de donde viene esa nueva persona, a la transición, al ruido de lo que llaman vida, creó para mí la alegría superior de brindarle a esa personita el momento de conectarse con el mundo fuera del cuerpo de la madre. ¡Eso es sublime, además de un honor insuperable!

Pero toda idea nace de una experiencia que te lleva a cambiar de pensamientos y de ideales; en mi caso, desde muy pequeña decidí estudiar Medicina. Es más, no sé en cuál punto de mi vida sucedió, solo sé que siempre quise hacerlo. Pero nunca pensé en la posibilidad o en la idea de ser obstetra.

Cuando entré en la universidad tuve contacto con una mujer que significa mucho para mí —hoy es la abuela de mis hijos—, pero esa es parte de otra historia. El punto de este relato se basa en que con ella aprendí lo que era la violencia obstétrica, investigué sobre ese tema y trabajé a su lado en su primer libro. ¡Sí!, tú, Marbella, me has inspirado para lanzarme a esta aventura.

Mi primera experiencia como pasante de Obstetricia, después de entender lo que era la violencia obstétrica, marcó mi vida y me hizo enamorarme de la idea de ser obstetra y de hacerlo de una manera diferente. Pero fue hasta la llegada de Gabriel, mi primer hijo, cuando entendí en carne propia lo que significa ser víctima de la violencia obstétrica y cómo eso te hace sentir emocionalmente como mujer y como mamá.

Esos dos eventos marcaron ese camino donde ser más humana y ser más empática fueron mis metas en la formación como médica y como obstetra. Ahora bien, la llegada de Gustavo, mi segundo hijo, me reconcilió con el nacimiento y con la teoría de que *cada llegada de un bebé* es diferente y una caja de Pandora, que solo se abre el día de la llegada de cada hijo.

Estudiar una especialidad en un ambiente que debería estar rodeado de amor y respeto, cuando en realidad era un ambiente hostil, rodeado de mucha violencia y de intervenciones rutinarias con un concepto diferente, no fue un camino fácil. Pero para yo poder llegar a donde quería, tenía que pasar por la experiencia, tener criterios muy firmes y obtener de esos tres años: los mejores conocimientos, aprender las buenas prácticas y madurar como profesional. Eso hizo que pudiera rescatar esa maravillosa manera de ayudar a nacer a madres, padres y bebés, de una *forma* respetuosa y rodeada de amor, sin importar si el nacimiento era vía vaginal o a través de una cesárea.

Desde que me gradué en la Escuela de Medicina, he trabajado con mujeres, con el embarazo y con el nacimiento, y esa ha sido mi pasión. Como muchos otros venezolanos, decidí emigrar a otro país, con otra cultura y otro idioma. Con esa decisión había renunciado a la idea de seguir ejerciendo como médica y, por supuesto, entré en un duelo inmenso y profundamente triste. Yo no me veía haciendo nada más que ejercer la Medicina y estar en un país donde llegar a ser médico me costaría un camino muy largo y que no quería transitar, me hizo llenarme de mucha tristeza. Pero haber trabajado para gente tan maravillosa como esas mujeres que fueron mis pacientes en Venezuela, me trajo como herramienta el concepto de trabajar como doula.

Las doulas son mujeres entrenadas para dar soporte emocional y físico durante el embarazo, nacimiento y posparto. No realizan ningún procedimiento médico ni toman decisiones por la pareja embarazada; solo están allí para brindar herramientas para entender los cambios durante el embarazo, transitar el nacimiento y llegada de cada bebé y acompañar durante el posparto.

Es así como vio la luz **Nacer juntos**, un proyecto maravilloso que me dejó hacer en Estados Unidos lo que más me apasiona en la vida y que además me ha dejado crecer como persona y como profesional. Porque ahora, estando de espectadora comprendo el cuerpo de la mujer desde otra perspectiva. Ahora, con propiedad, sí puedo decir que mi *visión* cambió, que con una mirada o un gesto puedo entender qué quiere esa mujer, qué está viviendo y sintiendo durante el trabajo de parto.

Como doula, he vivido las historias de nacimiento más intensas que me hubiera podido imaginar y esto es gracias a que ejerciendo el oficio logré conectarme con esa parte de mí que se había quedado dormida el día que nació mi hijo, cuando sentí que me quitaron el derecho de decidir y, sí, sin saberlo y sin esperarlo, ser doula también sanó esa parte de mí.

En estas líneas descubrirás un largo camino de conexión y de formación; habrá historias que conecten con la tuya, y te recordarán lo grande y maravillosa que eres. De antemano, gracias por acompañarme en esta aventura.

CONTENIDO

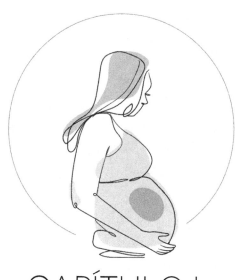

CAPÍTULO I

Cómo nace una mamá

¡Cuando nace un bebé, nace una mamá! Es ese momento cuando esas dos personas se encuentran y descubren ese vínculo tan difícil de explicar. Desde mi perspectiva, cada historia cuenta y por eso les voy a contar la llegada de Gabriel y Gustavo, mis dos hijos, que me hicieron nacer como mamá.

Gabriel Andrés llegó un 1° de julio a las 7:15 de la noche. Luego de 12 horas de trabajo de parto natural, sin anestesia y luego de 2 horas pujando, decidieron hacer una cesárea de emergencia. ¡Wow! Sí, una cesárea de emergencia. Pero, para explicarme mejor, les voy a relatar con lujo de detalles por qué hoy en día me enfoco tanto en el bienestar de la mamá y por qué insisto tanto en que cada nacimiento es diferente y que esto es una caja de Pandora que se abre ese día. Gabriel llegó a nuestras vidas en un momento no planificado; realmente, fue una maravillosa sorpresa. Las primeras 13 semanas no fueron las mejores para mí, vomitaba todos los días, no toleraba nada en el estómago, y me sentía cansada y enferma. No entendía por qué siendo un momento tan especial, me sentía tan mal. Dormía todo el día y cuando estaba despierta vomitaba, los olores no los soportaba y tenía miedo de no alimentar bien a mi bebé.

Escogí a mi ginecóloga para que cuidara mi embarazo, porque el nacimiento no era algo que me preocupaba. Por supuesto, esa idea sencilla se presentó hasta que fueron pasando las semanas y la gente comenzó a preguntarme si sería parto o cesárea.

Fue en ese momento cuando decidí comenzar a prepararme. Ya yo venía un poco entrenada en el tema del nacimiento sin violencia y a tratar de evitar las conductas obstétricas repetitivas, así que busqué dónde recibir clases prenatales para prepararme para la llegada de Gabriel. Cabe destacar que hace 21 años eso era algo muy extraño y novedoso; entonces, me tomó unas cuantas semanas conseguir dónde hacer todo esto. No recuerdo mucho cómo llegué donde una obstetra cuyo nombre tampoco recuerdo. Yo soy de Maracay, estado Aragua, Venezuela; en esa ciudad hay un sector que se llama El Limón, que quedaba muy lejos de mi casa, pero valía la pena el viaje. Esta mujer tenía en su casa un espacio hermoso donde dictaba las clases y otro donde atendía los partos de bajo riesgo. Yo estaba encantada, me enamoré del lugar y de la energía desde el primer momento que lo pisé. Carlos, mi novio, el papá de mi bebé y quien sería mi soporte, no estaba de acuerdo con esta idea; para él no había parto fuera de una clínica y menos sin medicamentos, **pero estaba dispuesto a apoyarme, mientras se preservara mi salud y la del bebé.**

Yo soñaba todos los días con ese momento; en mi mente me construí la idea que llegaría con ocho o nueve centímetros, con una tolerancia increíble a las contracciones, rodeada de las personas que amo: mis hermanas, mis tías, mi papá, mis suegros, poca luz, un CD maravilloso con piezas musicales que me recordaban a mi mamá, crisantemos amarillos, y en mis sueños estaba Gabriel saliendo y yo tomándolo con mis manos y llorando de la alegría más inalcanzable. Esa imagen se repetía en mí, día a día como una programación y nota mental para que fuera perfecto.

La realidad surgió así: mi obstetra me dijo que ella era tradicional y que haría todo lo que aprendió en el hospital; entonces, yo decidí que mi bebé nacería con la otra obstetra que me ofrecía respetar cada paso mío a mi tiempo y mi espacio.

Gabriel llegó en la semana 37 + 5 días. Casi nace antes de lo que le tocaba. El viernes antes de su llegada yo estaba en clases y sentí que me mojaba un poco, y cuando fui al baño era parte del tapón mucoso. ¡Qué alegría! Se acercaba el momento.

Llamé a mi especialista y me fui a su consulta. Ella me evaluó y me expresó: *"tranquila, tienes tres centímetros, no hay prisa; confía en ti y recuerda que si te agachas pasarás mejor la molestia de las contracciones".* Me dio un abrazo y me deseó suerte, porque no sería ella la persona que estaría en mi parto, ya que yo había decidido que naciera con la otra obstetra.

La emoción nos hace jugarretas, y la mía era demasiado grande por lo que le avisé a todo el mundo. A partir de allí no dejaban de decirme cosas como que *"por qué no me iba a la clínica de una vez"*, *"el parto se pasaría"*, *"era peligroso para el bebé"* y así un sinfín de opiniones.

Yo, creyendo que estaba ya en proceso, me dediqué a contar las contracciones sin entender que no estaba en trabajo de parto activo. Nadie me lo explicó y yo empecé a ponerme ansiosa y a agotarme mentalmente.

El sábado me vio la otra obstetra y me dijo de nuevo: *"tranquila, sigues en tres centímetros; todo está perfecto. Si algo cambia, nos vemos aquí".* Yo me fui a mi casa, caminé con mis suegros, dormí, volví a caminar, contaba las contracciones, en fin, una cantidad de acciones que, en vez de relajarme, me tenían muy activa y muy ansiosa. No dejaba de recibir mensajes de mi familia preguntando si ya estaba en trabajo de parto.

EXPERIENCIA CONVERTIDA EN APRENDIZAJE

Muchos años después de esa vivencia entendí:

- Que esta etapa es muy importante para la embarazada.
- Que la calma es la clave de mantenerte enfocada en dejar que tu cuerpo trabaje.
- Que es mejor no comentárselo a nadie, porque nuestra sociedad no está adaptada al proceso natural del nacimiento.
- Que la Medicina nos robó ese espacio e hizo que todas las personas piensen que el parto evoluciona rápido, como nos lo muestran en las películas.

Pero volviendo a ese instante, hace 21 años, el domingo me levanté y le pedí a Carlos que me llevara otra vez para que la obstetra me revisara. Yo no entendía por qué no tenía contracciones seguidas; **estaba claro, yo no estaba en trabajo de parto activo, pero nadie me lo explicaba.**

Llegamos a El Limón con nuestras maletas y toda esa emoción y la doctora me sugirió: *"podemos inducir con acupuntura, romper las membranas y poner un poquito de pitocín".* Y yo, que no estaba clara en lo que pasaba y que no había contracciones activas, afirmé y le dije a todo lo que estaba dispuesta: a no negociar con la otra especialista en la clínica, y esta obstetra me lo ofreció como algo natural, respetando cada etapa, y yo confié en eso.

La acupuntura no hizo efecto, pero la inyección de pitocín para inducir las contracciones y la ruptura de membranas sí hicieron lo suyo.

No recuerdo exactamente cada instante. Siempre me viene a la memoria las mismas imágenes: mi papá llegando y sobándome la espalda, mi suegra venía y me abrazaba, mi tía llegó a media tarde, yo estaba metida en la bañera, con contracciones muy intensas, sonaba la canción de los Bee Gees *"How Deep Is Your Love"* y ella entró. Recuerdo haberla mirado y decirle: *"esto es muy intenso, tía"* y ella, con su dulce mirada, me expresó: *"yo sé, hija; tú puedes, eres fuerte"*. Ese momento está en mi memoria marcado intensamente; recuerdo que yo tarareaba la canción para poder distraer mi mente. Recuerdo escuchar a la doctora cuando le manifestó a la pediatra que el bebé venía en variedad posterior, pero yo estaba atenta a todo lo que decían. No lograba desconectar mi mente y entregarme netamente al parto, y ella no se acercó a mí para explicarme ni para darme opciones.

VIVIRLO PARA COMPRENDER Y APRENDER

Les explico:
Los bebés nacen mirando al suelo
y a eso se le llama variedad anterior.
Cuando vienen mirando al techo, se llama variedad
posterior y son trabajos de parto más largos
y las contracciones suelen sentirse muy dolorosas.

Por fin llegó ese momento tan esperado luego de 10 horas en trabajo de parto, con pitocín, membranas rotas y sin anestesia, la obstetra me dijo: *"llegamos a 10 centímetros, ahora vamos a pujar"*.

Mi posición ideal siempre fue en cuclillas fuera del agua. Yo no quería que Gabo (como le digo cariñosamente a mi bebé) naciera en el agua, pero sí en la posición que fuera más cómoda para mí. Pujé muy intensamente durante dos horas y mi bebé no salía y cada vez yo oía que el corazón latía con menos intensidad. Fue cuando ella me dijo que venía en variedad posterior y que mejor me hacía una cesárea. Yo volteé para ver a Carlos, que no se separó de mi lado ni en un instante, y le dije: "*llama a Belkis, que quien me opere sea Belkis, mi otra obstetra*". Carlos reaccionó a los minutos y me preguntó si estaba segura y le dije que sí. Le insistí: "*llámala, y nos vamos*".

Me monté en el carro y, como era domingo, las calles estaban solas. Eso lo recuerdo con claridad, así como a Carlos manejando asustado pensando que Gabriel nacería en el carro.

Llegamos a la clínica y ya todos nos esperaban. Qué importante es sentirte cuidada y amparada; yo estaba muy asustada, cansada y con mucho dolor. Entré sola a quirófano y la anestesióloga me daba órdenes, mientras se quejaba de la cesárea de emergencia, un domingo a las 7:00 pm.

Yo sentí y viví en carne propia la violencia obstétrica

Gabo nació a las 7:15 pm. Recuerdo, como si fuera hoy, oírlo llorar y aún hoy no puedo explicar la mezcla de emociones que sentía. No sabía si llorar, reír o agradecer. La pediatra, amorosamente, se me acercó, me lo mostró y me anunció: "*Es un varón sanito, dale la bendición*". Jamás había sentido nada tan grande ni parecido como ese día..., hasta que nació su hermano.

UN SEGUNDO EMBARAZO... UN NUEVO CAMINO

Cuando te haces mamá por segunda vez todo puede ser diferente. Del embarazo de Gustavo me enteré un 24 de junio; apenas sospeché que estaba embarazada, corrí a hacerme la prueba y claro que estaba súper positiva. Ya andaba vomitando (en sentido figurado) y con náuseas insoportables. Yo entiendo a todas esas mamás que se sienten súper mal, porque para mí el primer trimestre, en ambos embarazos, fue una pesadilla de malestares, y en esta segunda oportunidad estaba consciente del tiempo que duraría y que era momentáneo, pero igualmente me desesperaba y me frustraba.

Además, con Gustavo me pasó que presenté amenaza de aborto y luego de trabajo de parto pretérmino. Con él me sentía lista para todo. Ya trabajaba en la sala de parto de Turmero, también en Aragua. Allí aprendí a leer el cuerpo de la mujer, a ver cómo iba cambiando su expresión y su actitud, mientras el trabajo de parto evolucionaba. Este pequeño lugar, la sala de parto, fue construido con ideales de respeto al nacimiento y para atender partos de bajo riesgo; era un lugar público y muy reconocido por su excelencia médica. Para mí fue un honor trabajar allí y formar parte de ese personal hermoso y talentoso. Esa sala de parto fue una escuela increíble para mí y me nutrió mucho profesionalmente; además, allí pasé mi segundo embarazo trabajando y compartí con personas increíbles, creé un vínculo profesional y de amistad muy gratificante.

Yo estaba lista para un parto después de una cesárea, pero Carlos no. Para Carlos el nacimiento de Gabriel fue muy traumático. **Los hombres ven muy diferente el embarazo, nacimiento y puerperio.** Ese es un punto muy interesante que he podido ir analizando en todo este proceso de reconstrucción, y es cómo la pareja percibe y vive de manera diferente esta etapa de la vida matrimonial.

En mi caso, Carlos me pidió que planificara todo y que eligiera de una vez la cesárea. La vida en pareja se trata de acuerdos y entre nosotros acordamos que sería una cesárea porque yo respetaba su punto de vista y, de cierta manera, para mí había sido un impacto emocional muy fuerte el hecho de no haber logrado mi parto soñado. Yo pasé muchos años cuestionándome si había tomado la mejor decisión y si mi terquedad no había puesto en riesgo la llegada de mi bebé. Por esa razón, con este bebé decidimos que sería una cesárea, pero que la cirugía se haría cuando yo iniciara trabajo de parto, así Gustavo nacería el día que él quisiera y no un día impuesto por nosotros.

Y así fue, Gustavo tenía fecha probable de parto para el 28 de marzo, pero yo sentía una corazonada de esas que parecen místicas, pero que de verdad las mamás sentimos que él nacería antes. Mi obstetra se iría de viaje y regresaba antes de la fecha, y yo como siempre he querido tener todo bien planificado, le pedí que me sugiriera a otro u otra obstetra, en caso de que Gustavo llegara antes.

Y así fue cómo me vi con el esposo de una gran profesora de la universidad. La ventaja de vivir en una ciudad pequeña y que tu papá sea profesor universitario es que todos se conocen y te sientes en confianza. Yo me sentía en excelentes manos y estaba tranquila. El día que me vi con él, me dijo: *"tranquila, tu bebé va a esperar a su obstetra"*.

Pero no pasó así. El viernes 16 de marzo yo me levanté súper enérgica. Durante el día resolví muchas cosas que tenía pendientes de la casa, almorzamos todos juntos y luego me acosté a dormir una siesta con Gabriel. Cuando me levanté me sentía culpable de haber dormido toda la tarde y no haber buscado una actividad que hacer con mi hijo, por lo cual nos vestimos y salimos a caminar, y más tarde su papá me llamó y nos fuimos al cine. Esa madrugada comencé con contracciones, pero como no eran tan organizadas y no las percibía tan intensas, no le dije nada a Carlos y continué durmiendo.

Pero el sábado a las 6:00 am ya estaba despierta y bañándome. Para Carlos, eso era muy extraño porque yo duermo mucho y no acostumbro a levantarme temprano los sábados. Se me acercó y me preguntó si me sentía bien, y le comenté que tenía algunas contracciones, pero que todo estaba bien. Pero Carlos es muy nervioso y de inmediato quería llevarme a la clínica. Yo lo calmé y le dije que estábamos a tiempo, que llamáramos a su mamá primero y que ordenáramos todo con calma, que había tiempo. Ya casi a las 8:00 llamé al obstetra, que estaba a una hora de la ciudad. Le dije:

"no hay apuro, yo me siento bien; las contracciones están cómodas y creo que tenemos tiempo. Yo voy a la clínica, y después de que me examinen, te vuelvo a llamar".

Yo no podía pensar estar más de tres centímetros, porque me sentía muy cómoda y estaba manejando muy bien cada contracción. Mi punto de referencia era el nacimiento de Gabriel y esas contracciones fueron tan, pero tan intensas, que no podía imaginar que en esta oportunidad estaba avanzando rápido. Cuando llegamos a la clínica, la residente era amiga mía y le comuniqué: *"si estoy en tres centímetros, me voy, porque quiero ir a la peluquería;* ella se rio y me anunció: *"no te vas, estás en cinco centímetros".*

Yo no lo podía creer, yo me sentía tan cómoda; es más, hoy día puedo decir que no recuerdo en ese momento ninguna contracción dolorosa y asumo que sí las hubo. Las más intensas fueron las del trabajo de parto de Gabriel. Y a veces pienso que esa percepción está relacionada con la seguridad que yo sentía en esta segunda oportunidad. Me sentía confiada y muy acompañada, pero creo que era más la seguridad de entender todo lo que estaba pasando en mi cuerpo lo que me permitía sentirme tranquila. Además, Gabriel, que tenía cinco años, estaba allí con nosotros y verle su carita cada vez que me venía una contracción, me daba una energía increíble.

Llamé al doctor Gustavo Briceño y le pedí: *"no se venga, ya estoy en cinco centímetros; mejor que alguien lo cubra, pero de mucha confianza, por favor".* Y no pudo mandarme a mejor persona que al doctor Rodolfo Viloria. Resulta que este especialista es el papá de dos de mis grandes amigas (Tamara y Tatiana), dos mujeres increíbles, que la vida ha hecho que estén conmigo en momentos muy maravillosos y también muy tristes. Mi mamá murió de dengue hemorrágico cuando yo tenía 18 años y ellas estaban conmigo a mi lado cuando recibí la noticia, y no se separaron de mí en ningún momento: ni ellas ni sus padres, y que fuera justamente su papá el que recibiera a mi segundo gran amor. Fue lo más increíble que podía pasarme.

El Dr. Viloria llegó con esa calma que lo caracteriza, y con esa suave voz me dijo: *"vamos a parir, tienes seis centímetros y vas muy bien; no hay nada de qué preocuparse".* Yo estaba súper feliz con la idea de parir y acepté esa propuesta. Seguí en la habitación, estaban mis suegros, Gabriel y Carlos. Mi suegra fue mi doula. Me daba masajes en la espalda y estaba pendiente de que yo me sintiera cómoda.

Cuando pasamos a quirófano para ver cuántos centímetros tenía, el doctor me anunció: *"tienes nueve centímetros, pero no me gusta que el bebé no ha descendido lo suficiente; ya debería estar más dentro de la pelvis y no es así, ¿qué quieres hacer?* Me preguntó y, a pesar de que yo estaba tolerando todo muy bien, sentí miedo de que algo malo estuviera pasando. Con nueve centímetros los bebés ya deben estar muy encajados en la pelvis, porque la evolución de la dilatación debe ser a la par del descenso del bebé a través de la pelvis.

Lo pensé un rato y le pedí: *"mejor hazme la cesárea, algo me dice que es lo mejor".* Llegó el anestesiólogo, un ser súper amoroso que me explicó todo lo que tendría que hacer para ponerme la anestesia. El ayudante tenía unos zapatos amarillos y yo comencé a hablarle de sus zapatos; estaba algo nerviosa por la colocación de la anestesia. Luego de que me anestesiaron, le permitieron a Carlos entrar y le pedí que me diera su mano. Comenzaron la cirugía, en calma y conversando, y recuerdo cuando abrieron y me alertaron: *"vas a sentir un poco de presión".* Yo levanté la mirada, por la lámpara vi a mi bebé y oí al doctor Viloria decir: una, dos, tres y cuatro vueltas de cordón alrededor del cuello. Por esa razón, Gustavo no encajó en la pelvis. El cordón umbilical tiene una medida aproximada de 70 centímetros, pero unas veces puede ser más corto; otras, más largo, y cuando son largos tienden a enredarse en alguna parte del cuerpo y en este caso fue en el cuello.

Gustavo nació el sábado 17 de marzo, a la 1:45 de la tarde, sin correderas, sin prisas, y a su tiempo.

Y sí, mis hijos fueron de fin de semana. Durante su infancia, siempre les contaba la misma historia a los dos. Para mí es importante que ellos sepan cómo, dónde y cuándo nacieron, quiénes estaban y qué sentimos su papá y yo al verlos por primera vez.

La historia de nacimiento de nuestros hijos
es muy importante para el desarrollo de sus vidas.
La manera cómo nacen es determinante
y la manera cómo cada mujer nace como mamá
también influye de manera positiva o negativa,
en cómo se desenvuelve en la crianza.
Por eso vamos a transitar este camino juntos,
para llenarnos de conocimientos, de confianza y seguridad.

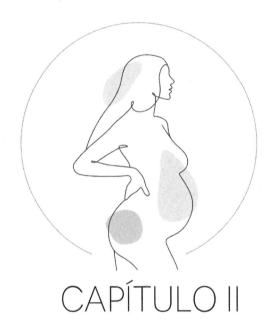

CAPÍTULO II

Vamos a conocer la fisiología del embarazo

Ya les conté cómo fue mi experiencia de nacimiento como mamá en cada uno de mis embarazos, y cada una fue diferente. Obviamente, yo las narro desde mi verdad y perspectiva, llenas de detalles que me llenaron de fuerza o desesperanza. Y así será cada mujer que les relate su experiencia de nacimiento; será importante entender que cada nacimiento es diferente, cada experiencia es única. Por eso vamos a aprender cómo funciona nuestro cuerpo, para poder disfrutar este camino.

EL PRIMER TRIMESTRE

La etapa llena de cambios que no esperabas

Durante mis dos embarazos no hubo días que no vomitara en las primeras 13 a 14 semanas. Saber que estaba embarazada y empezar las náuseas y los vómitos de inmediato era lo mismo. Los olores me causaban un mal sabor en la boca y me sentía literalmente enferma, además los dolores de cabeza y el sueño eran indescriptibles.

Con mi segundo embarazo fue más fuerte que con el primero; vomitaba tanto, que hasta durante la noche cuando dormía tenía que levantarme corriendo para ir al baño, y así tenía que cuidar de mi hijo mayor e ir a trabajar.

En una oportunidad, una de mis compañeras de trabajo llegó a decirme que posiblemente yo estaba rechazando el embarazo y me dijo que yo tenía que poner de mi parte. Recuerdo haber sentido tanta rabia por su comentario, porque yo me sentía muy feliz, lo había planificado y, de verdad, no me sentía nada bien físicamente y sentí que su intervención no era nada empático. Por ese motivo, quiero contarles un poco cómo va cambiando nuestro cuerpo desde el día uno cuando nos embarazamos.

Una vez que el óvulo y el espermatozoide se unen comienza una serie de cambios celulares que van generando una reacción en nuestro cuerpo. La gonadotropina coriónica humana es la hormona del embarazo que es producida por el grupo celular que en el futuro será un bebé. La progesterona y estrógeno, que son hormonas que siempre están en nuestro cuerpo, aumentan en cantidad y comienzan en algunas mujeres a generar ciertos síntomas incómodos. Existen teorías que apuntan que la gonadotropina coriónica humana es la causante de las náuseas y vómitos en las mujeres que los padecen.
Creo que de todos los síntomas que una mujer puede sentir, estos son los peores. Te sientes sin ganas de nada, sientes miedo de comer, pero comer te alivia a la vez. Tus platos favoritos cambian y

empiezas a tener gusto por platos que jamás pensaste que comerías. Estos son los fulanos antojos y, en realidad, no son antojos, es tu cuerpo reaccionando a los alimentos y solo te provoca comer ciertos alimentos. Estas náuseas y vómitos también pueden venir acompañadas de intolerancia a ciertos olores, comidas, perfumes, sitios en particular.

A mí me ocurrió que el olor del aire acondicionado de mi carro me causaba unas náuseas horribles y no debía encenderlo; ¡podrás imaginarte!, vivíamos en una ciudad de clima caliente y era casi imposible ir sin el aire encendido.

En esta situación, a veces nos sentimos incomprendidas y fuera de foco, por no entender cómo en un momento tan especial y tan esperado para algunas, sentimos tanto malestar.

Por otro lado, todos los cambios celulares van ocurriendo y el óvulo fecundado va haciendo un recorrido por la trompa de Falopio, hasta llegar al útero e implantarse dentro de esas paredes que lo están esperando. Esas paredes son como unas esponjas que están acolchadas y esperan la implantación. A veces, cuando esto ocurre, se rompen algunos vasos sanguíneos, y alrededor de ese saco gestacional se forma un cúmulo de sangre llamado hematoma retro o subcorial, que solo puede ser visto cuando se hace una ecografía transvaginal y en ocasiones puede preocupar al equipo médico, pero, en la mayoría de los casos, se reabsorbe solo.

Pero, ¿qué pasa cuando no se forma el hematoma? En estos eventos puede haber un ligero sangrado tipo mancha, que siempre genera mucho miedo en las parejas. Lo bueno es saber que esto puede suceder, y que si no va acompañado de dolor y sangrado abundante no hay que pensar que algo malo está ocurriendo.

Siempre será muy importante tener a un gran equipo de salud, que te explique y te haga sentir la confianza sobre cuál es la evolución y que todo está bien.

También sucede algo maravilloso en el cuerpo y es la capacidad de nuestros ovarios de ayudarnos a mantener el embarazo mientras se va formando la placenta, que será el órgano endocrino que vivirá dentro de nuestro cuerpo hasta que nuestro bebé nazca.

La mayoría de los cambios que van a ocurrir en nuestro cuerpo hasta la semana 13 del embarazo son casi invisibles a la vista de todos los que nos rodean, pero para muchas mujeres son cambios muy marcados.

Desde mi perspectiva y en mi experiencia, creo que el cansancio extremo y las náuseas son los peores. Te sientes enferma y te sientes que nadie entiende tu malestar. La sociedad te hace pensar que debes estar muy feliz por lograr un embarazo, sin entender que esos malestares son tan incómodos que pueden hacerte sentir sin ánimo de hacer absolutamente nada.

EN EL PRIMER TRIMESTRE:

- Hay una mezcla explosiva de emociones, sentimientos y de cambios corporales, que nos hace sentir muy vulnerables.
- Fisiológicamente, es la etapa en la que más riesgo hay de pérdida del embarazo y eso genera mucho miedo y angustia en las mujeres.
- Algunas pierden hasta las ganas de tener relaciones sexuales, porque entre los malestares y el miedo a la pérdida del embarazo, su libido se ve AFECTADO.

Un lado positivo de estos síntomas que no están presentes en todas las mujeres, pero sí en un alto porcentaje es que ya entre la semana 13 y 14 del embarazo todas esas incomodidades van desapareciendo poco a poco y se van retomando la energía, las ganas de comer, la cotidianidad y comienza lo que se denomina *"la luna de miel de la embarazada"*.

EL SEGUNDO TRIMESTRE
La luna de miel de la embarazada

Yo soy como un librito, llegaba la semana 13 y comenzaban esos malestares a desaparecer, y poco a poco me fue volviendo el apetito y mitigándose las náuseas. Por fin, podía volver a comer como antes.

Esa fase de las náuseas es muy abstracta porque el apetito te da náuseas, pero si comes, vomitas y te pierdes en un laberinto de emociones muy fuerte, pero cuando esa etapa se va quedando atrás, comienza la *luna de miel*. Hay mujeres que no llegan a sentir esa sensación porque, a pesar de llegar al segundo trimestre, continúan con los malestares y, de verdad, que debe ser muy incómodo. Pero, para mí y para muchas de las mujeres que he conocido y que han pasado por este momento, el segundo trimestre es el sueño de toda embarazada.

Finalmente, comienza a notarse que estás embarazada, las mamas crecen y se ponen voluptuosas, los pezones, areolas, axilas, genitales y la línea del abdomen se van oscureciendo, gracias a los melanocitos que son las células que nos dan la pigmentación de la piel que se acumulan en esas áreas y las tiñen un poco más oscuras durante esta fase. Es el momento cuando más debemos proteger nuestra piel, a los 20 años eso no parece importante, pero sí lo es; hay que ser bien enfáticos en la práctica de usar protector solar, sobre todo, en el rostro, con la finalidad de tratar de evitar melasmas gravídicos, que son manchas que aparecen en forma de alas de mariposas en nuestras mejillas.

Les cuento un secreto: luego de los 40 días de posparto, todas esas áreas que se oscurecieron se van aclararon y recuperas tu color natural nuevamente, pero las manchas en la cara son más difíciles que se aclaren. Por ese motivo, el uso del protector solar es muy importante.

La barriga ya se empieza a notar más rápido en algunas mujeres que en otras y depende también si es el primer embarazo o no. Las mujeres delgadas que salen embarazadas por primera vez, generalmente se les empieza a notar la barriga entre la semana 19 y 22 y luego hay como una explosión a la semana número 30, pero depende de cada cuerpo como ya les relaté.

Empieza a haber cambios en la manera de caminar para poder mantener el equilibrio, en la manera de respirar por cambios a nivel de ubicación en los órganos que van en el abdomen; también pueden sentirse muy intensos los latidos del corazón, y quizás un poco de acidez y digestión lenta, debido que todos los órganos se van desplazando por el crecimiento paulatino del útero.

Pero del segundo trimestre
lo mejor de lo mejor es ese primer momento
cuando sientes por primera vez a tu bebé.
¡WOW! ¡Qué día más maravilloso!

Sentir esa patada o puño o no sé qué, pero que estás completamente segura de que son los movimientos de tu bebé. Con Gabriel, mi primer hijo, recuerdo que estaba acostada viendo la película *Titanic* y, de repente, sentí un ¡puff! y no podía describir la sensación, solo me parecía increíble. Y con Gustavo, estaba manejando mi auto y, de pronto, fue como una culebra muy sutil y sabía que era él saludándome.

**Y es que los movimientos nos hacen sentir
que está allí, que está bien.
Es como un saludo de buenos días,
Un "*mami, quiero comida, cántame... Buenas noches*".
Esos movimientos que hacen te constatan
que está presente y que es real.**

Pero, no solo eso, es que medicamente es el mejor indicador de que todo está bien. Un buen obstetra te enseñará a contar los movimientos de tu bebé para que, ante cualquier irregularidad, puedas saber si debes comunicarte con la persona encargada de cuidar de la salud tuya y la de tu bebé. Los movimientos comienzan a percibirse a partir de la semana 20, pero es importante destacar que va a depender también de la contextura física de la mamá, mientras más delgada, más rápido los sentimos. Y las demás personas de la familia podrán sentir estos movimientos dos o tres semanas más tarde que la mamá.

TIPS PARA MAMÁ:

Es importante saber contar los movimientos fetales y una manera muy cómoda es la siguiente:

- Comer algo dulce, puede ser una fruta o chocolate, acostarse de lado izquierdo o sentada en una silla y durante 2 horas contar

10 movimientos; es un poco difícil poder identificar si es una patada o un puño, pero cada golpe que se sienta se cuenta como un movimiento.

- Otra de las cosas resaltantes que tenemos que tener presente es que cada bebé tiene un patrón de movimiento específico y que a veces lo puede cambiar; por eso, saber esta técnica nos permite poder contar conscientemente si en algún momento sentimos que algo ha cambiado.

  o Nota: A veces confundimos el hipo; sí, a los bebés les da hipo dentro del útero: es un movimiento continuo como un sapito saltando, y pasa durante un tiempo determinado y ocurre debido a la irritación de un nervio por inmadurez.

NUESTRAS DIFERENCIAS COMO MUJERES:

- Otro cambio del segundo trimestre es el deseo sexual que vuelve a activarse, dependiendo de cada mujer, por supuesto.
- Aquí hay un punto muy importante y es la perspectiva de la imagen corporal; hay mujeres que al verse con más kilos, ver que tienen más celulitis, que los brazos están más gruesos y la nariz un poco ensanchada, no se sienten cómodas con lo que ven en el espejo y eso puede influir en su deseo sexual.
- Pero hay otro grupo de mujeres que se sienten hermosas y sexys,

y su imagen corporal más bien las hace sentirse más seguras y sensuales y, por ende, en combinación con el cóctel hormonal que invade el cuerpo en ese momento, el deseo sexual aumenta y disfrutan mucho de su sexualidad durante ese momento.

- El sexo es seguro durante el embarazo, no tiene ningún riesgo; sin embargo, sí existe alguna contraindicación médica, como placenta previa o amenaza de parto pretérmino por nombrar algunos; el reposo debe ser absoluto e incluye el sexo también. Pero si no existe contraindicación médica, el sexo es seguro y puede ser muy placentero.

Y para culminar el segundo trimestre no puedo dejar de hablarles de la alimentación, porque, como ya nos sentimos bien, se puede dar el caso de querer abusar de los alimentos y comer como si no hubiera mañana solo por el hecho de ser el único momento de la vida de la mujer cuando culturalmente se le permite estar gorda. Es más, dentro de los mitos más antiguos del embarazo está el que la mujer debe comer doble para mantener sano al bebé. No hay nada más falso que eso, cada mujer debe comer según sus requerimientos físicos y su dinámica de vida, y tener mucho cuidado, además, con el consumo de carbohidratos, porque es justamente entre la semana 24 y 28 cuando se puede desarrollar la tan temida diabetes gestacional, debido a un proceso de autorregulación y de producción de hormonas dentro de la placenta, que es el único órgano endocrino que está activo mientras dura el embarazo. Luego de que nace tu bebé, se expulsa la placenta y sus funciones culminan. Esta es la razón por la cual hacen la prueba de la glucosa para poder hacer ese diagnóstico tan importante.

Ya al final del segundo trimestre, comienza esa emoción y ese miedo a lo que viene: el parto, la lactancia, tener todas las cosas listas y cómo prepararnos para ese gran momento. Muchas mujeres comienzan a buscar apoyo e información más activamente para la llegada del bebé, porque ya empiezan a ver cómo se va acercando la recta final.

TERCER TRIMESTRE
La recta final

Todas las mujeres creemos que esta es la recta final; empezamos a querer tener todo listo y a querer recopilar la mayor información posible para tener un parto perfecto y sin dolor. Y, por mi experiencia personal y por todo lo que he podido convivir durante estos seis años como doula, puedo asegurarles que en realidad este es el comienzo de todo.

**Con la llegada del bebé lo que termina
es la gestación dentro del útero,
pero comienza la gestación más importante y retadora,
que es fuera del cuerpo de la mamá.**

LA INFORMACIÓN ES PODER

Una vez, una de las mujeres con la cual he estado en la llegada de su bebé me llamó e hicimos una cita, pero ese día yo tenía otra clase prenatal y al llegar a casa de la embarazada anterior me percaté de que ella estaba en trabajo de parto. Esta mami iba a parir en su casa con una partera, así que llamé a la chica con la que tendría la cita y le dije que teníamos que reagendarla; me manifestó que no había problema, pero que solo le angustiaba que ya estaba en la semana 38 y que sentía que no tenía mucho tiempo.

Esto fue un viernes de octubre, lo recuerdo muy bien. El día lunes la llamé para hacer la nueva cita y me dijo que estaba en el hospital y que le induciría el parto. Yo le envié mis mejores energías y le dije las palabras mágicas: *"confía en ti, tú puedes"*. Pero ella me pidió que me fuera al hospital. Yo le expliqué que se necesitaba, por lo menos, de un encuentro previo —yo creo en el *feeling* del primer encuentro y creo que es muy importante—, pero ella insistió en que no le importaba, que ella estaba segura de que yo le daría paz y seguridad.

Tomé mis cosas y me fui al centro hospitalario; no sabía cómo era ella, así que llegué a conocerla a ella, a su mamá y a su esposo. Luego de narrarles esta introducción, puedo decirles que cuando llegó el momento de la salida de la bebé, ella se moría de miedo y literalmente sentía que se moría. No sabía cómo controlar ese miedo tan inmenso que sentía de que se iba y no conocería a su hija. Y es que la información no nos va a quitar la sensación incómoda y quizás tampoco el miedo en lo absoluto, pero sí nos va a generar confianza y nos va a dejar entender qué es lo que va sucediendo en nuestro cuerpo.

Por esa razón, lo ideal es buscar información con tiempo para entender cada cambio en nuestro cuerpo, y lo que pasará el día de la llegada de nuestro bebé y los días siguientes. Eso, quizás, nos ayuda a controlar ese desvelo particular que empieza a ocurrir durante las noches, porque la barriga no nos deja dormir, o nos da insomnio cuando nos levantamos para ir al baño. Existen algunos libros que hablan de este fenómeno, como una manera de ir preparando el cuerpo a los trasnochos que vienen a la hora que el bebé ya esté afuera.

Además, en nuestra mente empiezan a construirse tantas cosas que no logramos descansar profundamente. Igual que la afectación de la memoria, más que un trastorno, creo que la base es que nuestra atención está tan puesta en todo lo que falta por hacer y la llegada de nuestro bebé, que nos distraemos y olvidamos ciertas cosas.

De los aspectos del tercer trimestre, creo que lo más difícil es el reflujo y la acidez, el estómago se acuesta completamente y causa que los ácidos se devuelvan al esófago y genere ese malestar tan incómodo. Una de las cosas más útiles es no comer cerca de la hora que se va a dormir y volver al principio, comer pequeñas porciones varias veces al día, y mantenerse semisentadas después de comer mientras se hace la digestión.

Por último, pero no menos importante, creer en el milagro de la vida, confiar en TU cuerpo y esperar a que tu bebé decida nacer. No hay parto que se pase, todos los bebés deciden nacer en algún momento, solo se necesita un conjunto de eventos que ocurran continuamente y en equipo para que la señal dé comienzo, se active en nuestro cerebro y comience la secreción de oxitocina.

La oxitocina es la hormona del amor y se activa con la oscuridad, la tranquilidad, las caricias, los besos, los orgasmos. Es decir, necesita de tranquilidad e intimidad. Si dejamos que la ansiedad y el miedo nos abrumen, solo vamos a liberar cortisol y adrenalina, y estas hormonas del estrés no saben trabajar en equipo con la oxitocina.

Cada mamá debe confiar en su cuerpo y estar atenta a las señales que este le da para entender que están ocurriendo cosas nuevas, y así poder estar tranquila y servir de vehículo para ese gran momento. El trabajo de parto lo inicia tu bebé, esa es una de las teorías más cercanas y coherentes, y cuando esté bebé está listo activa todo el sistema de trabajo en equipo para que la oxitocina se comience a liberar de forma continua y constante, y así pueda organizar las contracciones que se encargarán de generar la dilatación. Pero esto va a ir ocurriendo poco a poco, tanto que al principio del trabajo de parto, durante la etapa silenciosa, podemos confundir esas contracciones con las de Braxton Hicks, que son las contracciones de prueba y ensayo: se comienzan a percibir desde la semana 30 de embarazo, más o menos, y se caracterizan por no ser intensas, no son ordenadas, no son seguidas ni causan dilatación. Por esa razón, la primera etapa del trabajo de parto, cuando la cantidad de oxitocina que se libera es poca, podemos confundirnos y creer que nuestro cuerpo aún se está entrenando para el momento de inicio del trabajo de parto. Pero cuando esa cantidad de oxitocina comienza a producirse en mayor cantidad, el útero se contrae más ordenadamente y las contracciones comienzan a sentirse más intensas.

En la medida que el trabajo de parto va avanzando, las contracciones, comienzan a ser más largas, con un intervalo más corto entre una y otra, y se perciben más intensas. En la mayoría de los casos, se usa una regla de 511, que es contracciones cada 5 minutos, de 1 minuto de duración contadas en 1 hora. Pero, en Medicina no todo es 2 + 2 = 4, puede variar en cada mujer, en cada cuerpo y en cada embarazo. No todas tenemos la misma respuesta ante un estímulo y podemos tener una mujer con contracciones cada cinco minutos, y cuando la evalúan tener tres centímetros, como podemos tener otra con el mismo patrón y cuando la evalúan, estar con seis centímetros de dilatación. Hay que tener siempre presente que cada cuerpo es un mundo diferente.

Apreciar cada contracción es la clave, porque cada contracción nos acerca a nuestro bebé, así que ellas son nuestras aliadas, son como unas olas, vienen y van. Y cada vez que se va una contracción, no regresa, viene otra, pero esa que tanto nos incomodó ya se fue y se desvaneció en la orilla de nuestro mar.

Cada contracción nos da más fuerza y más ganas de acércanos a tener a nuestro bebé en nuestros brazos. Cada contracción te va a hacer sentir cosas nuevas, pero la más increíble, la más maravillosa y la más mágica es la que sentirás en ese instante cuando crees que no puedes más, que ya tu cuerpo no tiene fuerza y tú pujas con toda la fuerza de tu corazón, y oyes y sientes a ese bebé sobre tu pecho, con ese olor tan indescriptible y esa sensación tan inimaginable de **¡lo logré!**

CUARTO TRIMESTRE

El puerperio, del que nadie nos habla

Detrás de ese *lo logré* están escondidos muchos miedos y ansiedades; no importa si era un parto o una cesárea, el miedo siempre está allí. Es como una voz constante que nos dice cosas negativas, mientras en el fondo se escucha esa que te dice que eres fuerte y que sí puedes.

Cuando entré de emergencia a quirófano, el día que nació Gabriel, luego de 12 horas en trabajo de parto y 2 horas pujando, consciente de que él no estaba bien, llena de temor por su vida, de frustración por no lograr mi parto soñado, yo solo podía oír la voz que me decía que todo estaba bien. Solo me enfoqué en esa, para no dejar que el miedo me paralizara. Después de que me pusieron la epidural y se me calmó el dolor de las contracciones, yo solo le pedía a la doctora que sacara rápido al bebé y en ese instante lo escuché llorar, a los segundos me lo mostró la pediatra, lo vi, lo besé y se lo llevaron. Me quedé sola en esa sala llena de gente desconocida, me puse a hablar mucho, a preguntar cosas y me durmieron completamente.

Cuando me desperté de la anestesia, estaba sola en una sala de recuperación. No entendía mucho que sucedía y no recordaba si ya me habían operado o no, solo podía oír el monitor cardíaco y así estar segura de que estaba viva.

La recuperación de la cesárea es diferente a la del parto. Cuando te operan aplican una anestesia con la que te mantienen despierta, no sientes nada de la cintura para abajo y, en ocasiones, luego de que sacan al bebé, te sedan un poco.

No todas las mujeres tienen la misma reacción a la anestesia; hay aquellas a las que les da por vomitar y es muy desagradable porque retrasa el contacto con el bebé. Otras mujeres solo se sienten un poco cansadas y con sueño, pero en líneas generales la recuperación de la anestesia va a variar en cada mujer. Luego de la cirugía, hay que esperar dos horas aproximadamente para recuperar la fuerzas en las piernas y monitorear los signos vitales de la mamá. Depende de cada país, podrá la mamá estar con su bebé durante este tiempo. En Venezuela, no lo hacen. Pero en Estados Unidos, los bebés se quedan con la mamá todo el tiempo.

Cuando el parto es vía vaginal, las etapas se sienten más y la recuperación es diferente. Luego de la salida del bebé, va a seguir conectado a ti a través del cordón umbilical; cuando este deja de latir se puede pinzar y cortar, y luego, entre los 20 a 45 minutos después del parto, nace la placenta.

La placenta es ese órgano endocrino que está insertado en el útero y que tiene una cara que está en contacto con las paredes del útero y otra que está en relación con tu bebé. La placenta se encarga de alimentarlo, filtrar lo que no es útil para tu bebé, también le suministra oxígeno y una cantidad de hormonas importantes para los dos. Pero luego de que nace, con ayuda de las contracciones uterinas que van a continuar menos frecuentes y con menos intensidad, poco a poco va a ir despegándose de las paredes dándole a la mamá nuevamente esa sensación de querer pujar para darle nacimiento.

A partir de ese momento, dejas de estar embarazada.
A partir de ese momento,
ya tu cuerpo empieza a dar cambios regresivos
para que vuelvas a ser la que eras antes de estar embarazada.
Pero nadie nos dice que eso no pasa;
no volvemos a ser nunca la misma mujer
que éramos anteriormente.

LO QUE DEBERÍAMOS SABER, QUE NADIE NOS DICE

Creo que ese es uno de los impactos más grandes que experimentamos cuando nacemos como mamá. La vida cambia de inmediato, te llenas de muchas dudas, muchas preguntas y mucho miedo de no hacerlo bien. Muchas mujeres hablan de que sienten que pierden la identidad, porque la vida gira solo alrededor de esa persona nueva, que necesita de su mamá y esa mamá, con tantas etiquetas que existen hoy en día, puede sentirse muy abrumada y poco capaz de darle a su bebé lo que requiere. No nos pasa a todas, pero este *boom* de la maternidad *online* y toda la nueva era de información han influido en la pérdida de capacidad de escuchar a nuestro cuerpo y a lo que nos dice el corazón qué tenemos que hacer con nuestros bebés.

De verdad, yo agradezco que mis hijos nacieron fuera de este tiempo de competencia entre los diferentes tipos de maternidades. Ya para mí era duro competir con las otras mamás contemporáneas que me rodeaban y su perfección ante la maternidad, como si como mujeres nunca nos cuestionamos si de verdad estábamos listas para ser mamás, o como que si ser madre no fuera agotador. Ahora la competencia es más fuerte, se compite porque quién es mejor si se pare naturalmente o por cesárea, se compite por la que da teta o la que da fórmula y así un sinfín de cosas que si me pongo a desglosarlas no terminaría este libro por el camino que deseo.

Pero no quería dejar pasar esta oportunidad para recordar a cada una de las mujeres y hombres que lea estas líneas, que no importa lo que hagan, hagan lo que a ustedes les funcione y les dé tranquilidad, porque ser mamá y ser papá es uno de los retos y responsabilidad más grande de la vida y, si ya estamos unidos a esa persona para transitar unos cuantos años juntos, hagamos de ese camino más ligero y cálido.

EL PUERPERIO

Pero el puerperio no solo son las emociones, el puerperio es la lactancia materna que para algunas es muy fácil y para otras no. En el puerperio, tu cuerpo va tomando forma poco a poco y volviendo a moldearse; por esa razón, la ganancia de peso durante el embarazo es tan importante, porque será la clave para que en el puerperio puedas recuperar más fácil tu peso inicial. Hay mujeres a las que la lactancia les funciona perfecto para perder peso, porque durante la lactancia se queman muchas calorías, pero también da mucho apetito; entonces, como todo, la historia del embarazo va a depender de cada mujer.

Las líneas oscuras en la piel van desapareciendo, las hormonas se van regulando y el sangrado que queda después del parto o la cesárea, que no es una menstruación, también irá desapareciendo poco a poco.

Dependiendo de cada persona, el deseo sexual puede volver mucho antes de los 40 días de recuperación y va a ser una decisión personal de cada uno y bajo precaución para evitar un embarazo tan pronto. Pero no existe nada que genere peligro que vuelvan a retomar su vida sexual antes de los 40 días. Pero hay veces en las que luego de partos traumáticos, las mujeres sienten mucho miedo de tener relaciones otra vez y en ocasiones también se debe al cansancio.

De todo el puerperio, el cansancio es lo más duro; no hay palabras que te preparen para ese agotamiento porque cuando lo oyes decir estás consciente de que será duro, que la falta de sueño te puede incomodar, pero cuando lo vives en carne propia parece un evento eterno, las noches se hacen tan largas que cuando se acerca el atardecer hay mujeres que comienzan a llorar, solo de pensar que se acerca otra noche más. No por eso no aman a su bebé; es una sensación humana completamente. Los seres humanos necesitamos de ocho horas de sueño y cuando te haces mamá, eso no sucede. A veces no solo es porque los bebés tienen sueños cortos y se despiertan cada dos horas, sino que también cuando se duermen sentimos que debemos cuidarlos igual. La mamá que no cuente con ayuda querrá hacer cosas de la casa, economizar el tiempo y no invertirlo en dormir, como el cuerpo lo necesita.

No tener ayuda en el puerperio es una de las fallas más grande para una mamá. Una mamá "recién nacida" se siente sola y asustada, y si necesita del apoyo de otras mujeres, ese apoyo debe ser sin juicio y empático. Ese, en el que vienen a prepararte la comida, a poner una ropa en la lavadora o simplemente esa amiga, hermana, mamá, prima, que viene a cargar a tu bebé, para que tú puedas tomar una ducha o comer a la hora y caliente tu comida.

Un bebé es lo más grandioso, y más cuando lo deseas y lo esperas, pero sí puede hacerte sentir abrumada y muy cansada. Según los estudios científicos, nos toma 21 días adaptarnos a un nuevo estilo de vida, pues les cuento que este será su nueva manera de vivir y necesita de más de 21 días, pero de entrada esos 21 *días* pueden ser un adelanto, y de todo esto hay algo que nadie nos dice: así como para ustedes la llegada de un bebé es nuevo, para los bebés también es algo nuevo y también requiere de adaptación.

El bebé viene de un lugar oscuro, cálido y seguro, no se esforzaba por comer, solo escuchaba sonidos como el corazón, la respiración, los sonidos intestinales y la voz de mamá. Ahora está afuera, en un ambiente ruidoso, donde el clima varió, donde pasa por diferentes brazos, se hace pipí y pupú, y como si no fuera suficiente debe comer y hacerlo bien, con horarios rígidos y rutinarios.

Cada etapa del embarazo es un momento increíble y abrumador, pero el posparto es el más intenso por todas las cosas nuevas que debemos asumir, pero lo más intenso es que en ese momento nos percatamos de que somos responsables absolutamente de esa nueva persona y eso, **claro que asusta**.

Por eso, una mamá y un papá "recién nacidos"
deben transitar esto de la mano
y con el soporte emocional más empático posible.

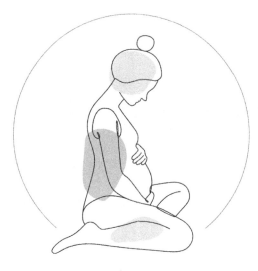

CAPÍTULO III

El nacimiento, un momento imborrable

"Parir, además de irreversible, es imborrable".

Ibone Olza

"En América Latina la tasa de cesáreas es de 44.3% más alta de lo que la Organización Mundial de la Salud recomienda, lo cual es del 10 % al 15 %, en relación con los nacimientos vía vaginal" (https//apps.who.int). Esto hacía que en Venezuela atender un parto vaginal fuera más difícil, porque nadie estaba dispuesto a estar contemplando y acompañando un trabajo de parto, y menos natural, que puede evolucionar de forma más lenta.

EL PARTO NATURAL

Siendo el parto un evento irreversible no hay manera de que una mujer dude cuándo realmente está en trabajo de parto. Por muchos años nos han hecho creer que no seremos capaces de reconocer este momento y culturalmente nos quitaron la virtud de escuchar nuestro cuerpo y nos alejaron de un evento natural y humano.

Pero..., sí lo sabemos,
solo que no nos damos el tiempo
porque no lo entendemos.

El parto natural, que inicia espontáneamente, tiene dos fases:

- Una latente y silenciosa: en las que las contracciones se confunden con las de Braxton Hicks.
- Otra activa: en la que las contracciones comienzan a ser seguidas y constantes.

Cuando Alfonsina comenzó con la fase latente, llegó a mi consulta y me contó que había expulsado el tapón mucoso y que a veces sentía que la barriga se le ponía dura; además, tenía una sensación de un leve dolor de vientre. La tomé de la mano y le indiqué: *"vamos a revisarte, si quieres, pero si eso te sucede desordenadamente, podemos esperar unos días más a ver cómo se va comportando tu cuerpo"*.

Alfonsina ha sido de las mamás con la que he compartido una experiencia increíble. Alfonsina y Juan constituyen una pareja hermosa y muy unida; ella prefirió que la revisara y al hacerle tacto, el cérvix tenía ciertos cambios; estaba suave y delgado y tenía dos centímetros de dilatación. Me senté con ellos y les recordé que era normal que sintiera esas contracciones, que estaban en la fase latente del trabajo de parto y que por esa razón estaba expulsando el tapón mucoso. Entonces, los animé a seguir en casa y pendientes de cualquier cambio en el patrón de las contracciones o si había pérdida de líquido a través de las piernas. Les volví a señalar que no todas las contracciones tienen que ser dolorosas y que el parto no solo llega cuando se rompe la bolsa de agua en la que está inmerso el bebé.

Lo que realmente nos dice que estamos de parto son las contracciones cuando se organizan y comienzan a ser constantes como las olas del mar, una detrás de la otra. Les indiqué que yo estaría visitándolos para escuchar el corazón de Carlitos (el bebé en camino) y así Alfonsina podía estar en la comodidad de su casa. Además, que siguiéramos a la espera, porque todo iba bien.

En un embarazo a término, lo más importante es mantener el bienestar del bebé; si eso se conserva, no hay que apresurar ni adelantar un evento que ocurrirá de manera espontánea y natural. Solo hay que dejar que el bebé se acomode bien sobre la pelvis y que el cuerpo, de manera natural, comience a producir oxitocina, la hormona del amor, esa que se libera cuando estás tranquila, relajada y en calma, esa hormona maravillosa que se libera cuando te sientes amada y segura.

Este trabajo en equipo hace que las fibras musculares del útero se contraigan y empuje al bebé hacia el cérvix, causando esa modificación que tanto esperamos. Las contracciones cambian de posición el cérvix, lo suavizan, lo adelgazan y lo dilatan. Pero se necesita tiempo, ese tiempo cuando al entrar en la pelvis, tu bebé va girando para atravesarla buscando los espacios más amplios y así poder deslizarse con suavidad. Eso puede tomar días y a veces semanas. Durante varios días, Alfonsina y yo nos vimos solo para escuchar a Carlitos y verificar que todo iba bien. Una tarde les conversé sobre la posibilidad de una inducción si se sentían muy ansiosos y Juan, con su calma y su mirada noble, me expresó: *"confiamos en ti, vamos a seguir esperando".*

Recuerden que estamos en una sociedad y una cultura en la que la cesárea es el método más seguro para nacer y me preocupaba que ellos estuvieran dudando de su decisión de un parto natural. Pero cuando Juan me dijo eso, me calmé y continuamos con nuestro plan. Esa madrugada, Alfonsina me llamó como a las 4:30 am para anunciarme que estaba botando líquido y que las contracciones estaban más seguidas y fuertes; de inmediato le dije que nos veríamos en la clínica, así que me vestí y me fui.

Cuando llegué avisé que ella venía en camino y que organizaran todo para atender un parto. Alfonsina llegó con ocho centímetros y las contracciones seguidas una detrás de la otra. Me hubiera gustado saber en ese momento todo lo que sé hoy de la etapa de transición del cuerpo de la mujer con ocho centímetros; creo que así hubiera podido ayudar más a Alfonsina. Sin embargo, puedo decir que ella lo hizo increíble.

Estábamos en la sala de espera del quirófano y caminábamos de un lado a otro. Todos en el quirófano estaban emocionados e impresionados con lo que hacíamos, porque normalmente eso no se hacía: esperar no era el denominador común. Alfonsina fue un nuevo comienzo de nacimientos respetando los tiempos y los deseos de la mamá. Así, poco a poco, Alfonsina comenzó a pedir que quería pujar y me pidió que su abuelo la acompañara. Nunca me hubiera negado a ninguna petición y allí, en la cama, comenzamos a pujar suavemente y sin apuros. No recuerdo cuánto tiempo pasó desde que comenzamos hasta que salió la cabeza de Carlitos, y poco a poco fue rotando hasta que salió completamente para entregárselo a Alfonsina en su pecho.

Ese es el momento más sublime en la vida. Ese, cuando eres un vehículo que ayuda a traer al mundo una vida, un ser humano que será un individuo más en este mundo, que necesita tanto de personas dispuestas a hacer cosas buenas para el planeta.

Respetar ese momento irreversible e imborrable te hace un elemento clave en ese balance

Para todos, ese nacimiento marcó una pauta porque nadie recordaba que parir es un verbo netamente femenino, donde solo la mujer lo puede hacer con su fuerza y su confianza. Parir naturalmente, sin medicamentos, toma tiempo, se necesita de calma y de confianza porque el cuerpo trabaja en equipo, pero a su tiempo y esa integración de hormonas, anatomía, fisiología, bioquímica, física y emociones son la clave para que todo fluya y se desencadene toda esa magia que hará del nacimiento de un bebé el momento más importante para esa familia.

PARTO MEDICADO

No podemos confundir un parto vaginal natural, con un parto vaginal medicado. Son dos conceptos diferentes. En el primero, no hay ninguna intervención médica, más que verificar la salud fetal y la evolución de la dilatación. Cuando hablamos de parto medicado, inicia espontáneamente, ya sea que se rompa la bolsa de agua o que comience con contracciones, pero al llegar al hospital el manejo se hace con medicamentos para garantizar una evolución más rápida o porque realmente se necesite de alguna intervención.

Así sucedió cuando Sebastián nació. Carolina estaba en la peluquería haciéndose la manicure y me llamó como a las 9:00 am para decirme que estaba sintiendo contracciones, pero que no sabía si realmente eran de parto o eran de práctica. Al inicio del trabajo de parto, siempre puede haber un poco de confusión, sobre todo, si las contracciones aún no están tan intensas. Como siempre, indagué:

—¿Cómo te sientes tú?
—Bien; te estaré avisando cualquier cambio. ¡Gracias!

A eso del mediodía, me escribió una vez más y me dijo que las contracciones estaban más intensas y que ella llamaría a Guillermo, su esposo, para que la buscara porque ella estaba con su mamá y no se sentía capaz de manejar así. Al llegar a su casa, tomó una ducha, organizó todo y me llamó otra vez: *"me voy al hospital, ya esto está más intenso"*.

En toda esta historia hay algo muy cómico y es que ese día, cuando Sebastián nació, a Carolina la ingresarían a las 7:00 pm para iniciar una inducción del trabajo de parto, pero antes de eso ella comenzó con su trabajo de parto y el bebé casi nace a la hora estipulada para el ingreso de su mamá al centro asistencial.

Carolina se fue al hospital, mientras yo iba en camino en horas de congestión de vehículos y con mucha distancia de por medio, pero me mantenía en contacto con Guillermo para ver cómo se sentía ella, que llegó con seis centímetros y, como iba evolucionando bien, al recibirla le rompieron la bolsa de agua de manera artificial cuyo procedimiento se llama amniorrexis que generalmente se realiza para verificar la cantidad y color de líquido. No es necesario hacer este procedimiento en todos los casos; a veces en aquellos en los que se indica el pitocín o syntocinon, para poder verificar que el color del líquido amniótico sea claro y no verdoso o amarillento. Esto nos garantiza que el bebé no ha estado sometido a estrés, pero cuando se ve esa coloración verdosa o amarilla, es porque ha habido expulsión de meconio al líquido amniótico.

El meconio es una sustancia espesa y oscura que se forma dentro del tubo digestivo del bebé durante su vida gestacional; a veces, cuando hay una situación de estrés durante el trabajo de parto, pueden relajar esfínter y liberar meconio al líquido amniótico. Realmente, esto no es un signo de alarma, mientras la frecuencia del corazón del bebé esté dentro de límites normales y que la cantidad sea escasa.

Cuando se aplica pitocín, que es oxitocina sintética, lo que se busca es provocar contracciones o regularlas de manera medicamentosa lo cual puede alterar el estado de salud del bebé. *Por esta razón, se verifica la coloración del líquido.*

En el caso de Carolina estaba apropiado, pero a ella no le colocaron ningún medicamento porque el trabajo de parto estaba evolucionando muy bien y rápido, lo cual no es lo usual en una primeriza, pero ella iba adecuadamente. Ya con siete centímetros sentía muy intensas las contracciones y decidió pedir la analgesia llamada *epidural.* Cuando yo llegué al hospital como su doula, ya estaban en ese procedimiento, pero en ese centro hospitalario la mamá se queda sola con la enfermera y con el anestesista, mientras la colocan. Así que cuando yo llegué, me reuní con Guillermo primero, y él fue el que me contó cómo se sentía Caro y cómo estaban manejando las olas uterinas hasta el momento.

Aquí en Estados Unidos, la presencia del obstetra es un poco diferente; en la mayoría de los casos ellos llegan ya cuando la mamá está en 10 centímetros y el bebé ya está coronando. Este término está relacionado con la visualización de la cabeza a través del introito vaginal, cada vez que la mamá tiene una contracción. El obstetra de Carolina no estaba en el hospital y no estaba de guardia. Por eso, yo sabía que no llegaría o, por lo menos, no en ese momento, pero Caro y Guillermo estaban aferrados a que llegaría en cualquier momento para explicarles qué harían.

Cuando culminaron con el procedimiento de la epidural, nos dejaron pasar, y Guillermo me pidió que entrara yo primero para que Carolina pudiera hablar conmigo y decirme cómo se sentía. Al entrar a la habitación, me encontré con una Carolina, adolorida aún y en una posición en la que no se sentía cómoda. La abracé fuerte y le dije: *"vamos bien", "todo va a salir bien"*, comencé a darle masajes en la cara y a recordarle cómo respirar enfocada en cada ola uterina, para evitar la incomodidad que podía ser muy intensa.

La epidural es una analgesia que se utiliza para aliviar el dolor que genera cada contracción. La finalidad es que la mujer se sienta calmada y perciba la presión que se siente, pero no el dolor. Sin embargo, como cada cuerpo es diferente, no todas las mujeres reaccionen igual al medicamento y en algunos casos hace efecto inmediato y en otros no. A Caro no le hizo efecto como ella esperaba y como el trabajo de parto iba evolucionando tan rápido, no teníamos ese momento de tranquilidad que se necesita durante el proceso. Para que la oxitocina se libere junto con las endorfinas, para tener ese balance de contracción y calma se necesita de un ambiente tranquilo y seguro.

En los hospitales, a veces mantener ese balance es un poco complicado porque el personal de salud debe cumplir con protocolos que pueden ser incómodos para la parturienta. Y, como ya Caro se estaba sintiendo con ganas de pujar, las enfermeras entraban y salían de la habitación, preparando todo y angustiadas porque el especialista que atendería el parto no llegaba aún. Una enfermera entró y le dijo: *"si tienes ganas de pujar, no lo hagas; vamos a esperar a tu doctor"*.

En realidad, eso no es posible; cuando una mujer comienza a tener la necesidad de pujar no es algo que pueda controlar absolutamente. Yo me le acerqué y le dije al oído: *"haz lo que tu cuerpo te pida, solo escúchalo"*. Caro me decía que solo quería pujar, así que esperé un rato más para avisarle a la enfermera; ella llegó a revisarla y finalmente nos informó que ya estaba en diez centímetros y que ya el bebé venía. Comenzaron a entrar muchas personas para organizar todo y seguían llamado al doctor. Guillermo y la mamá de Carolina ya estaban dentro de la habitación. Comenzó a pujar escuchando lo que su cuerpo le pedía y no lo que la enfermera le decía. Ya veíamos la cabeza de Sebastián y el especialista nada que llegaba. Al salir la cabeza, llegó y, aunque no era el que esperábamos, recibió a Sebastián. Recuerdo que Carolina pujaba con los ojos cerrados y cuando vi que Sebas salía, le sugerí: *"abre los ojos, ve a tu bebé, ¡míralo, míralo!"*.

Ese momento para todos siempre es mágico. Creo que pocas personas entienden lo significativo que es estar en el nacimiento de un bebé, la energía que te brinda y el impacto positivo que tiene para esa mamá y para ese bebé el estar rodeado de sus seres queridos en un ambiente seguro y tranquilo.

Y, aunque no todos los partos evolucionan igual, aunque no todos los cuerpos responden de la misma manera, el nacimiento acompañado con el apoyo necesario siempre será una garantía de un buen proceso de adaptación de la nueva mamá con el bebé.

La recuperación de una mamá después de un parto medicado puede tomar un poco más de tiempo, ya que hay que esperar que pase el efecto de la anestesia para que la mamá pueda ponerse de pie y pueda caminar, pero sea un parto natural, con medicamento o por cesárea, siempre la mamá debe recordar que su cuerpo está en proceso de recuperación y que, como siempre, debe escucharlo e ir con mucha calma, paso por paso.

LA INDUCCIÓN

Juliana y Andrea son pareja y planificaron tener a su bebé. En su primer intento *in vitro* lo lograron y de una vez sabían que querían un parto vaginal y que para eso necesitaban del apoyo de una doula. No recuerdo hoy cómo me contactaron, pero recuerdo muy bien que cuando recibí su llamada yo iba vía a mi casa, y Juliana me llamó y me narró todo el camino que habían recorrido para llegar hasta donde estaban. Noté a una mujer con mucho ímpetu, pero muy ansiosa y planificada, y en el embarazo y nacimiento esto es lo más difícil de manejar. Conversamos un largo rato y a los días me contactó otra vez para confirmar que haría un equipo para la llegada de Marcela.

No con todas las parejas yo creo un vínculo muy íntimo, pero hay unas más que otras con las que conecto de una manera mágica e increíble, y con ellas creé una amistad más que una relación de trabajo. Ellas querían un nacimiento soñado, querían un parto en casa, pero su logística de vida con diez perros y tres gatos en casa era un poco complicada, por lo que al final lo decidieron en un hospital, pero se buscaron a una *midwife* —enfermeras con licencia específica para atender partos en casa y hospital—, que en teoría son más respetuosas del proceso natural del cuerpo de la mujer. También contactaron a Angie, una amiga mía de la infancia que es fotógrafa. Éramos un equipo de puras mujeres. Nos reuníamos para los encuentros prenatales y Angie iba documentando todo. De verdad que fue una linda experiencia. Se acercaban las semanas finales del embarazo y cada semana conversábamos de nuestro plan de parto y qué cosas nuevas iba sintiendo Juliana.

Cuando se van acercando los días del nacimiento de un bebé, el cuerpo de la mujer va cambiando poco a poco de manera natural; algunos cuerpos lo hacen rápido, otros toman más tiempo. Y algunas veces, de manera natural, la embarazada puede ir estimulando la llegada de su bebé y, si todo está bien organizado y engranado en su cuerpo, el trabajo de parto puede iniciar de manera natural.

Una de las cosas que más se recomienda para estimular la maduración del cérvix y para iniciar las contracciones son las relaciones sexuales. El semen tiene una sustancia que se llama prostaglandina y esta, al tener contacto con el cérvix, lo suaviza y lo ayuda a estimular su dilatación. Además, durante el orgasmo se libera oxitocina, hormona del amor y, en conjunto con la posición del bebé, con un cuerpo listo y una mente calmada, esto puede favorecer el inicio del trabajo de parto.

La inducción es un procedimiento médico, con el que el obstetra, de manera artificial y medicamentosa, va a producir la maduración del cérvix y su dilatación. Este procedimiento tiene indicaciones relativas y absolutas, y también se debe hacer una evaluación para poder decidir si este cuerpo es apto para iniciar esta actividad médica.

En la inducción hay que tener un factor principal muy en cuenta y es que cada cuerpo responde de manera diferente y puede tardar seis horas como tres días. Esto se debe a que médicamente estamos produciendo algo que el cuerpo haría de manera natural y durante varios días.

Y aunque Juliana no estaba cerrada completamente a la inducción, le tenía miedo. Pero como siempre les digo: *"no importa la vía por la cual nazca tu bebé, siempre serás una gran madre"*. Así que llegó el día de la inducción, Andrea, Angie y Juliana llegaron al hospital en la noche. Angie se encargaría de captar con su cámara cada momento importante; ellas querían dejar todo documentado, yo las seguía por el teléfono.

Generalmente, las doulas acordamos con las parejas el momento cuándo debemos presentarnos en el hospital. Casi siempre yo me voy al centro asistencial cuando ya la mamá tiene cinco centímetros, y también voy evaluando el panorama y su grado de ansiedad. Igualmente, si ella me lo pide me voy antes.

Con las muchachas teníamos todo bien estructurado y había muy buena comunicación, así que esa noche me quedé en mi casa, aunque no dormí nada pendiente del teléfono. A las 4:00 am me desperté y les escribí; todo estaba bajo control, pero yo no me aguanté y me fui al hospital. Me encontré a Angie tomando una ducha, Andrea había salido a su casa y Juliana dormía plácidamente. Ya había recibido medicamento a nivel del cérvix para iniciar la maduración y la enfermera justo entraba para examinarla.

Teníamos música, aromaterapia, masajeador, todo listo para iniciar el trabajo de parto que planificamos durante tantas semanas. Juliana seguía en cuatro centímetros y la enfermera nos dijo que podíamos hacer lo que quisiéramos para ayudar a dilatar antes de romper la bolsa de agua e iniciar con pitocín. Levanté a Juliana de la cama y la llevé a la ducha. De un momento a otro, las olas comenzaron a ser más intensas, su cuerpo comenzó a dar señales de que estaba trabajando, Juliana se fue de viaje al planeta del parto.

La música y la aromaterapia pasaron a segundo plano, porque ella no se sentía cómoda con el ruido. Pasamos a la cama y le sugerí ponerse en cuatro puntos para que las olas uterinas fueran menos intensas, y en ese momento Juliana comenzó a pedir la epidural y a perder la fe en ella misma. Me repetía una y otra vez que no podía, que era muy intenso. Yo le repetía que respirara, que confiara en ella, que ella sabía qué hacer y que ella hacía un gran trabajo. En esa espera para pedir la epidural, me dijo: "*siento algo abajo*" y cuando me asomé, era la cabeza de la bebé que se asomaba tímidamente dentro de su bolsa de agua y le dije a Andrea: "*la bebé viene..., ¡llama a la enfermera!*".

Nadie podía creer que esto pasara tan rápido, ni la misma enfermera. Cuando esta llegó, le pidió a Juliana que se diera la vuelta para examinarla y ella respondió: "*No lo haré, aquí me quedo*". Pero no había necesidad de revisarla, era evidente que ya veía.

Entró un especialista alto, mayor y latino, se sentó con una calma increíble y se presentó: "*mi nombre es* (no recuerdo su nombre, pero tuvo la cortesía); *tu doctora no ha llegado, pero me sentaré aquí a acompañarte y recibir a tu bebé si es necesario*". Obviamente, amé a ese doctor; qué increíble muestra de humanidad y respeto. Le decía: "*solo haz lo que tu cuerpo te pida*" y yo, a su lado, le sugería: "*déjate llevar*". En un momento, llegó su partera y a los segundos nació Marcela bajo una energía femenina increíble. Era un cuarto lleno de oxitocina, progesterona y estrógeno a millón. Fue un momento sublime y mágico.

No todas las inducciones resultan en un parto vía vaginal. Luego de muchas horas de trabajo de parto y de intentar todas las posiciones, a veces es necesario hacer una cesárea.

LA HISTORIA DE ADRIANA Y ADRIÁN

Unos meses antes de la llegada de Ana, me llamó su papá, Adrián, y me explicó que estaban buscando información sobre las clases prenatales y sobre el acompañamiento del parto. Yo le brindé toda la información y él quedó en avisarme qué decidían. A los días, me llamó una vez más y acordamos cuándo iniciaríamos las clases prenatales vía *online*.

En la primera clase me encontré con una pareja de jóvenes maravillosos, con una energía increíble y con una historia de lucha por ese embarazo que me hizo conectar con ellos de inmediato. Para lograr el embarazo de Ana, recorrieron un largo camino de estimulación ovárica y procedimientos de fertilización asistida, un camino que está lleno de muchas expectativas y donde la fe es una de las cosas más importantes, para mantener ese hilo de cordura y de esperanza entre los que transitan esta vía.

Ya en nuestro camino juntos y después de nuestras reuniones, por razones de un aumento relativo del líquido amniótico, decidieron hacerle —con 38 semanas— una inducción a Adriana. Ella ingresó durante la tarde e iniciaron el procedimiento colocando una pastilla vía vaginal, con la finalidad de suavizar el cérvix y la dejaron allí durante toda la noche. Vía telefónica, yo les recordé que cuando se ingresaba con un centímetro de dilatación y se comenzaba la inducción, esto podía tomar tiempo y que debían tener mucha calma, porque estaban comenzando de cero y había que confiar en la respuesta del cuerpo.

A la mañana siguiente, ya estaba en dos centímetros y eso no los alentaba mucho, porque sentían que no había sido mucho lo que habían avanzado. Yo siempre les recordé que eso podía pasar, que mantuvieran la calma, que todo podía seguir así de lento y que de un momento a otro eso podía cambiar.

Horas más tarde, me llamó Adrián y me dijo que habían suspendido por un rato los medicamentos porque la bebé se estaba moviendo poco y que iban a observar por un rato su comportamiento. Al transcurrir las horas conversamos una vez más, y en esta oportunidad me comentó que comenzaría con el pitocín y que Adriana había solicitado la epidural porque sentía muy intensas las contracciones, y allí el panorama cambió.

A veces uno de los efectos de la anestesia son los vómitos o descenso de la tensión arterial. En el caso de Adriana fue vomitar, aunque la dilatación comenzó a avanzar rápidamente. Ya cerca de las 3:00 de la tarde del 11 de noviembre, estaba en 6 centímetros. Recuerdo haberla llamado y al conversar con ella me dijo: "*me quedé dormida hablando con mi bebé, diciéndole que haría mi mejor trabajo, todo lo que ella necesitara para este encuentro y estaba soñando que estaba con seis centímetros y quede impresionada cuando me revisaron y estaba en eso*".

**Es increíble esa conexión que puede haber
entre una mamá y su bebé durante todo el embarazo,
pero, sobre todo, en ese momento cuando
la mamá será el vehículo para esa transición
de la vida intrauterina a la vida fuera del útero.**

Íbamos muy bien, todo fluía. Pero Adrián cada vez que se sentía sin fuerzas y abrumado, se preocupaba por ver a Adriana vomitando y cansada. Sostuvimos un trabajo en equipo vía telefónica para mantenerlo firme y tranquilo...

El acompañante durante el parto es clave y fundamental; esta persona debe brindar soporte y seguridad, pero también debe sentirlo para transmitirlo; deben estar preparados y entender el cuerpo humano, pero a veces se les hace difícil. Ellos están observando en trabajo de parto a esa persona que aman y cuando ella se entrega al parto, el comportamiento cambia: las mujeres nos entregamos al mundo del parto, ese que parece ir paralelo a este, donde somos inconscientes de la cotidianidad, donde la mirada se pierde y donde la mujer se entrega a sentir su cuerpo. Si quien acompaña no entiende esto, cae en pánico y comparte su adrenalina, hormona que no necesitamos, durante el trabajo de parto. Por esa razón, esta persona debe estar educada para este tiempo y llenarse de fuerza y de energía para brindar no solo amor, sino seguridad y confianza para esa mamá naciente.

Adrián era esa persona responsable de brindar todo eso en un camino de mucha espera, donde había costado tanto llegar a ese día y estando solo allí con todo ese panorama, a veces sentía que necesitaba de más apoyo y barra para poder seguir siendo el pilar de Adriana.

Después de los seis centímetros, Adriana evolucionó muy bien; en el trayecto rompieron la bolsa de agua y en pocas horas ya estaba en 10 centímetros y luego de 3 horas pujando, decidieron hacer una cesárea. ¡Wow!, sí, luego de todo eso una cesárea. Suena duro y suena a *para qué todo ese camino para terminar en una cesárea*, porque en este camino todo puede suceder y porque dentro de todo un bebé necesita pasar por el trabajo de parto para adaptarse al medioambiente, y porque en casos como este, donde todo evoluciona bien, no hay razón para pensar en la cesárea.

Cada nacimiento es una caja de Pandora
que se abre el día del parto
y que nos hará tomar decisiones
conforme a cómo evolucione todo.

PARIR EN CASA O EN UN CENTRO DE PARTO NATURAL

"Parir es poder: Las mujeres somos poderosas porque podemos parir.
Porque mi cuerpo es mío y mi cuerpo sabe. Parir es poder, sentir,
creer en ti misma y en tu bebé porque tu cuerpo sabe amar.
Parir es poder, es libertad, parir es poder ser protagonista del parto,
poder ser dueña de una misma, parir es poder en confianza
y con amor, parir es ser. Parir nos cambia,
nos recuerda de lo que somos capaces...
Parir es poder aprender que nuestro cuerpo es sabio.
Ibone Olza / *Parir*

Si buscamos el concepto de parto, los libros en resumen lo definen como el acto por el cual el feto, la placenta y el líquido amniótico salen del claustro materno, gracias a las contracciones uterinas. Si comparamos este concepto con lo que nos dice Ibone Olza en su libro *Parir*, podemos ver que son dos conceptos con detalles diferentes. El concepto en el que se empodera a la mujer y se le da valor a toda la fisiología del cuerpo y al gran esfuerzo de ese bebé, es para mí la definición que marcó la experiencia de estar presente en un parto en casa o en un centro de parto natural.

Aquí en Estados Unidos está la figura de la partera o *midwife*. Son personas que estudian y se certifican para la atención de parto de bajo riesgo en casa o en centros de parto natural. En resumen, ellas no usan medicamentos durante el trabajo de parto, solo antibióticos si es necesario; tampoco utilizan la oxitocina sintética (pitocín), a menos que sea necesario en el posparto. Ellas brindan cuidados maternos y se encargan de atender partos, respetando absolutamente la fisiología del cuerpo humano.

Estar en un parto en casa por primera vez cuando tienes una formación médica basada en una educación en la que nos preparan **por si se complica**, genera la misma sensación de maripositas en el estómago de cuando te sientes que estás enamorado y sientes un vacío en la boca del estómago por estar llena de expectativas y de miedos increíbles.

Cuando inicié mi proyecto **@Nacerjuntos**, necesitaba ir recopilando experiencias como doula porque estamos en cualquier nacimiento y en cualquier lugar.

El trabajo de una doula es acompañar, sin juicios y sin prejuicios

Y en esta primera oportunidad pude conocer a Oriana, cuñada de Luisa, una amiga de mi hijo Gabriel. Oriana ya tenía una cesárea anterior de un bebé que nació vivo, pero que falleció por una enfermedad. Este embarazo era una esperanza nueva y era lo que en Medicina se llama un bebé preciado. Término absurdo porque todo bebé es preciado, pero por mi mente no dejaba de pasar ese pensamiento en el que las posibles complicaciones podrían ocurrir. Un punto a mi favor, para estar tranquila, era que por experiencia personal en el hospital yo estaba completamente segura de que cuando intervenimos menos en el proceso natural del cuerpo, las posibilidades de complicaciones bajan.

Oriana me llamó muy temprano en la mañana y me anunció: *"llegó el día"*. La bolsa de agua se había roto, así que me fui a su casa. Cuando llegué, me recibieron su esposo y su mamá, ya la partera estaba allí y tenían todo listo para iniciar esa aventura natural. Conseguí a Oriana bailando y muy emocionada, con pequeñas y cortas contracciones, pero con una energía increíble. Para mí era sorprendente estar allí y formar parte de *ese momento*, ver la fuerza y la confianza de ella. Porque para tener un parto en casa se necesita tener mucha confianza en el cuerpo, en las hormonas y en las emociones.

En un parto en casa, requieres tener solo a las personas que también confían en este proceso porque la adrenalina se percibe en el ambiente y cada persona adicional en el parto, según las parteras, suman una hora más de trabajo de parto. Eso es algo que no me he puesto a hacerle seguimiento, pero sí estoy consciente de que mientras en la habitación estén presentes más personas que transmitan estrés y angustia, el trabajo de parto se hace más lento. Pareciera que la mamá absorbe esa energía negativa. La mamá que alumbra en casa necesita amor, necesita confianza y necesita de un equipo completamente sincronizado para brindarle confort y seguridad.

Oriana estaba tan convencida de que ese era su momento, que en mi memoria no hay recuerdos de ella perdiendo la fe en su cuerpo, hasta que llegó la hora de pujar. Al principio fue dentro del agua. Lo intentó en varias posiciones, pero no se sentía cómoda y perdía la fuerza, así que la partera la tomó de la mano y le sugirió que se semisentara en el borde de la cama. Yo la sostenía por la espalda y le ponía paños fríos en la frente y tomábamos aire juntas y pujábamos todos a la vez en la habitación, hasta que, de un momento a otro, pudimos ver la cabeza y en un instante el resto del cuerpo salió suavemente. ¡Qué momento tan increíble y mágico, cuánto amor y cuánta calma!

Una diferencia marcada a todos los sonidos del hospital, a las órdenes impuestas por el equipo médico y a todas las rutinas que rodean el nacimiento de un bebé en un centro asistencial *era lo que yo había experimentado por años y ya lo asumía como normal.* Mi concepto cambió completamente desde ese día, tanto, que a veces solo quisiera estar en partos en casa, aunque sean más horas y aunque tengas que implementar más energía, pero el placer de ver nacer a un bebé a su tiempo, en calma y en armonía no tiene dimensión.

De partos en casa tengo miles de historias que contar; esa ha sido una de las mejores experiencias como ser humano, como doula y como obstetra. Aprender el lenguaje del cuerpo de la mujer mientras está en trabajo de parto es de los aprendizajes que más atesoro en este camino. Nunca más volví a ver el parto como un acto médico.

Pero uno de los nacimientos que he presenciado que más me ha marcado fue el de Julieta. Ella es la hija de Julia y Miguel, una pareja con una química divina que me contactó desde Panamá, dos muchachos venezolanos, súper jóvenes. Querían parir de manera natural, en casa, con una partera y una doula, pero por temas de logística y que aquí su estadía sería donde un familiar, decidieron tener un parto en un *birth center* (un centro de parto natural). Estos sitios cuentan con un obstetra y con parteras con una experiencia de años en la atención del parto. Son centros equipados con todo lo necesario para la atención del parto. Miguel y Julia viajaron desde Panamá a Miami, nos reunimos un par de veces para prepararlos para un nacimiento armonioso y llegar a los acuerdos necesarios para ese día.

Julia comenzó con contracciones en la madrugada; cuando llegué al apartamento estaban su suegra y su cuñada. Había una energía increíble, ellos estaban muy compenetrados, Miguel la tomaba en sus brazos y le servía de soporte cada vez que ella tenía una contracción. Nos movíamos sincronizados en ese espacio, como bailando un vals; yo estaba pendiente de brindarle líquidos a Julia. Paradójicamente, en los hospitales, por el posible uso de la epidural le omiten la ingesta de líquidos a la mujer en trabajo de parto, cuando, por el contrario, una parturienta debe recibir comida y líquido vía oral, para mantenerse hidratada y con energía.

Cerca de las 4:00 am, las contracciones se percibían más intensas y seguidas, por lo que decidimos irnos al *birth center*. Julia se sentía más segura viajando conmigo en mi carro, así que nos montamos los tres y nos fuimos al lugar, que estaba muy cerca. Llegamos allí y nos esperaba una partera alta y grande, con drelos, tatuajes por todo el cuerpo, un *pircing* en la nariz y unos lentes que le disimulaban sus ojos azules. Que mujer tan increíble, su tono de voz, la manera como nos recibió, todo en ella era un encanto.

Mientras iba examinando a Julia, yo me iba sintiendo más segura con ella porque en su expresión y la manera como explicó todo se evidenciaba su experiencia y su conocimiento. La partera invitó a Julia a hacer lo que le hiciera sentir más cómoda, creo que llegamos en 4 centímetros, hoy no recuerdo exactamente eso, pero recuerdo que Julia *pasaba* la mayor parte del tiempo conectada con ella misma, moviéndose lento y con los ojos cerrados.

Probamos estar en la ducha un rato, pasamos al inodoro, que ese día descubrí que era un lugar excelente para pasar las contracciones, ya que, al sentarte allí, relajas el suelo pélvico y esto favorece la dilatación y en algunas mujeres se sienten menos las contracciones. También caminamos y nos sentamos un rato en la pelota de yoga.

Julia sentía mucho dolor en la parte baja de la espalda, yo me enfocaba en tratar de aliviar ese dolor, ponía mis manos en cada cadera y hacia presión para que esa sensación que ella sentía disminuyera, también le ponía frío y calor, y masajeaba justo en la zona lumbar para calmar esa incomodidad.

Unas horas más tarde entró la partera a escuchar el corazón de la bebé y a revisar a Julia, y nos comunicó que la bebé venía en variedad posterior. Yo les conté a ustedes empezando esta aventura llamada libro, que mi primer hijo venía en esa posición.

Variedad posterior significa que tu bebé viene boca arriba, y en la mayoría de los casos los bebés nacen mirando hacia el suelo. Los que vienen en variedad posterior se tardan más en nacer porque la rotación dentro de la pelvis es un poco más difícil para ellos; para la mamá, se traduce en un dolor más intenso en cada contracción, lo que puede hacer que pierda esa seguridad y esa fuerza porque el dolor la agota y la hace perder el enfoque. Y es aquí donde viene lo especial de esta historia, que creo que ni Julia lo sabe.

En ese momento, cuando escuché esas palabras de la partera, me sentí súper frustrada porque pensaba dentro de mí que hasta aquí habíamos llegado y que tendríamos que irnos al hospital para una cesárea. De paso, Miguel se me acercó y me pidió que le explicara porque él buscó en Internet y no le gustó lo que leyó. Yo con mi cara de tranquilidad, le dije que intentaríamos todo para ayudar a que Julieta se pudiera rotar. Y ese día aprendí la función del Miles Circuit, que es un circuito de 90 minutos, de diferentes posiciones que favorecen a la rotación del bebé. No es la actividad más cómoda para la mamá que tiene contracciones intensas cada cuatro minutos, pero si tiene el equipo perfecto, lo logra.

La partera, con su aspecto rudo, tenía un tono de voz tan suave y dulce que inspiraba una confianza increíble; se me acercó y me dijo: "*es tu momento, ayuda con las posiciones, acompáñala y no dejes que pierda su confianza*". Así lo hice. Me puse al lado de Julia y la animé a cada posición, y pensaba "*¿por qué no hicieron esto conmigo cuando Gabriel venía en esa posición?*". Lo intentamos todo poniendo nuestra confianza y nuestras mejores energías. El corazón de Julieta siempre latió a su ritmo, era una música increíble para mis oídos. Poco a poco nos acercábamos a los 10 centímetros y Julia seguía concentrada en su *playlist* (que, por cierto, era buenísimo), y en repetirse una y otra vez, "*yo soy fuerte, yo soy poderosa*".

Cuando llegamos a los 10 centímetros y comenzamos a pujar, Julia estaba en cuclillas entre las piernas de Miguel, con los pies apoyados en el suelo y empujando a su Julieta con toda la fuerza, con toda la fuerza del corazón y coincidencialmente en ese momento sonaba esa canción de Alejandro Sanz *La fuerza del corazón*... ¡Jamás lo olvidaremos!

Julieta comenzó a verse con cada pujo; la mamá tomaba fuerzas, respiraba profundo y llevaba toda esa energía a su vagina para empujar a Julieta. Solo se escuchaba a la partera que le susurraba:

"vamos, sigue que lo haces muy bien". En la puerta del cuarto estaban la mamá y la hermana de Miguel, esperando a que le dijéramos que ya Julieta había llegado. En el cuarto estábamos Miguel, Julia, la partera, su asistente y yo.

Y de repente Julia expresó: *"me arde, me arde"* y allí supimos que estaba por salir la cabeza. A eso se le llama *El aro de fuego*, que es una sensación que da en los labios cuando se estiran completamente y se siente que quema. Para aliviar esa sensación solo se debe respirar como si apagáramos una vela varias veces, eso ayuda a aliviar la presión y que la salida de la cabeza sea más suave. Y fue así cómo con Alejandro Sanz y su tema de fondo musical *La fuerza del corazón*, salió Julieta, una bebé sana y con una vitalidad magnífica. Llorábamos todos de tanta alegría y de haber logrado un nacimiento tan hermoso.

Para mí fue un renacer, ver a Julia y la llegada de Julieta me hicieron sanar las cicatrices del nacimiento de Gabriel, en el que por muchos años me culpé por no haberlo logrado y el día que nació Julieta solo confirmé que el mal manejo de una labor de parto y un concepto distorsionado del parto natural llevó a complicaciones innecesarias. Gracias, Julieta, por darme esa luz; gracias, Julia, por haberme escogido para acompañarlos en ese momento.

El nacimiento de un bebé es el momento más sublime de la vida. La cesárea, como vía para nacer, también es una vía maravillosa

Yo no estoy en contra de la cesárea; es más, yo amo las cesáreas. Es el acto quirúrgico más divino que hay en la rama de todas las cirugías.

Como acto quirúrgico, generalmente se entra muy fácil a la cavidad abdominal y se sale muy fácil. Además, en la mayoría de los casos se da la buena noticia que todo está bien. El problema es que a través del tiempo la cesárea, sobre todo en los países latinoamericanos, se convirtió en la vía por elección para que los bebés nacieran.

Según la recomendación de la Organización Mundial de la Salud, el índice de cesárea debería estar entre el 10 % y el 15 %. Sin embargo, de acuerdo con la revista médica *The lancet*, a partir de una estadística recolectada en 169 países, el 21 % de los nacimientos en el año 2015 en todo el mundo fueron a través de cesárea. En los países de la región de África occidental y central la tasa es de 4.1 %. En Europa occidental es de 26 %.

En América Latina es de 44.3 %. El país con la tasa más alta es República Dominicana, con 59 %, seguido por Brasil 55 %; Venezuela, 52 %, Chile, 46 %; Colombia, 45 %; Paraguay, 45 %; Ecuador con 45 %; México con 40 % y Cuba 40 %" (Boerma T, Ronmasns C, Dessaleng y Melesse DY, Barros A, Barros FC, Juan L. Global Epidemiology of use of and disparities in caesarean sections. The Lancet 2018).

Como pueden ver, en el ámbito mundial la estadística es bastante alta para un procedimiento quirúrgico que se considera una cirugía mayor, y que limita la posibilidad de movimiento y de tener la energía y fuerza para atender a un recién nacido. Sin embargo, en nuestra cultura nos han mostrado la cesárea como un método fácil y seguro para que los bebés nazcan. Quiero hacer mucho énfasis en que no estoy en contra de la cesárea, estoy en contra de usarla como método para planificar el tiempo del obstetra y por su comodidad, y estoy en contra de venderla como la mejor y rápida opción para la mamá.

Como todo acto quirúrgico, la cesárea tiene sus indicaciones absolutas y relativas, y también tiene una lista de posibles complicaciones. Todo esto se debe conversar con esa mamá que está embarazada y que puede también estar completamente decidida a que le sea practicada una cesárea.

Cuando yo ejercía en Venezuela, muchas veces mis embarazadas me decían: *"no quiero pasar por el trabajo de parto, quiero que de una vez me planifiques el día de la cesárea"* y así lo hacíamos. Siempre les sugería que el hecho de tener una cesárea planificada no significaba que no pudieran entrar en trabajo de parto, por lo que igual les explicaba cómo se siente estar en trabajo de parto y cuáles eran los signos.

La cesárea, además, salva vidas. Estar en trabajo de parto natural o con medicamentos o durante una inducción puede evolucionar a una cesárea y eso está bien, porque forma parte de esa sorpresa que nos brinda el estar en ese momento. Hay mamás que están preparadas mentalmente para todos los escenarios, pero a la hora de decidir esa cesárea durante el trabajo de parto, las hace sentir como un poco frustradas o decepcionadas de sí mismas.

Y quiero contarles que así estén decididas a una cesárea o la tengan planificada por placenta previa o porque el bebé no se dio la vuelta, no significa que esa mamá no va muerta de miedo a quirófano, pensando en todo lo que tiene que pasar para tener a su bebé con ella. La idea de la epidural, del tiempo solas, de la cirugía y del posoperatorio las asusta mucho.

Y en ocasiones, la cesárea limita mucho a la mamá, la anestesia la deja con muchas náuseas y vómitos y, a veces, ese primer contacto no es tan placentero y, entonces, esa mamá, que está recién operada, que recién es mamá, que no deja de sentirse mal físicamente, que no puede moverse entre el dolor y la anestesia, le abruma el sentimiento de no poder estar con su bebé y comienza allí el gran conflicto de la culpa de no poder amamantar o cargar a su hijo que tanto ha esperado.

Creo que de todas las anécdotas que tengo después de una cesárea, esta es la que más se repite, ya sea una cesárea planificada o por emergencia luego de una inducción o trabajo de parto espontáneo. Es una de las situaciones más difíciles de manejar, porque ese sentimiento de culpa, de desconexión hay que manejarlo con delicadeza y mucha empatía.

Desde mi experiencia, en los casos en donde se anhela un parto vía vaginal quizás la recuperación de la cesárea a veces es más emocional que física. La recuperación física va a depender del umbral de dolor de cada mujer, y también de su proceso de cicatrización y evolución clínica.

Hay mujeres que al pasar los días comienzan a presentar un edema en los pies que quizás no presentaron en el embarazo, y muchas veces está relacionado con la redistribución de líquido que se hace más lento en un posoperatorio y más si han recibido mucho líquido en el preoperatorio. Otras pueden presentar una complicación denominada cefalea pospunción y está relacionada con la anestesia durante el acto quirúrgico.

Como es una complicación de la anestesia, puede pasar si se usa durante el parto o en la cesárea. Esta cefalea es característica y la mujer, al describir lo que siente, inmediatamente se sospecha. La sintomatología más común es el dolor de cabeza cuando la mamá se sienta o se pone de pie, y se alivia al acostarse derechita. Por lo que debe ser evaluada nuevamente con el anestesiólogo para que puedan hacer el tratamiento adecuado y así eliminar ese dolor.

Lo otro limitante va a ser el dolor en la herida, pero, como les dije, va a depender de cada mujer. Para muchas mujeres, la cesárea es la mejor opción de nacimiento y eso también está bien, lo importante, como siempre les comento, es que sea una decisión consciente y conversada, y no una conveniencia para el equipo médico.

Siempre lo más importante será que mamá y bebé estén sanos y que ese momento, sin importar la vía de nacimiento, sea de verdad el instante más mágico e imborrable en la vida de esa nueva mamá y su pareja.

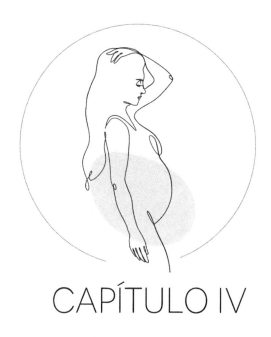

CAPÍTULO IV

Lo que toda pareja debería saber sobre *las doulas*

Antes de comenzar a leer este capítulo, siéntate y piensa si realmente sabes el concepto de lo que es una doula: ¿qué hacen?, ¿cómo se hacen doulas? y ¿cuáles beneficios tienen para ti, para tu bebé y para tu pareja?

Entonces, navegando un poco a través de los conceptos, vamos primero a entender el origen de la palabra *doula*:

Se llama doula a las mujeres que aconsejan y ayudan a las embarazadas y las acompañan durante el embarazo, el parto y los cuidados al recién nacido. Encyclopedia Britannica (en inglés). Consultado el 1 de marzo de 2019.

El origen de la palabra «doula» procede del griego antiguo δούλη (pronunciado *dúle*, feminino de δούλος) que significaba 'esclava o sirvienta'. Fue la antropóloga Dana Raphael quien introdujo el término en el idioma inglés. Dijo haberlo aprendido en Grecia por una mujer y lo usó en 1966 en una disertación sobre lactancia materna, pero no se popularizó hasta después de la publicación en 1976 de su libro *The Tender Gift: Breastfeeding*. Raphael lo usó para referirse a las mujeres, habitualmente vecinas de las nuevas madres, que en Filipinas las ayudan durante la lactancia y los cuidados al recién nacido. Posteriormente, su uso se ha universalizado y ahora sirve para referirse a las mujeres que ayudan durante el embarazo, antes y después del parto. Jones, Maggie (21 de diciembre de 2016). «Dana Raphael Opened Up the Mysteries of Nursing». *The New York Times* (en inglés estadounidense). ISSN 0362-4331. Consultado el 30 de marzo de 2019.

Según El parto es nuestro, *una asociación sin fines de lucro y feminista, que pretende mejorar las condiciones de atención a madres e hijos durante el embarazo, parto y posparto en España*, lo define como una persona, generalmente una mujer, que informa y acompaña en el proceso vital de la maternidad. Actualmente, no hay una formación reglada y aunque en muchos países europeos sea algo habitual e incluso esté cubierto por la Seguridad Social, en España la profesión no está oficialmente reconocida.

La doula no es personal sanitario, no es una matrona
ni hace su trabajo, no atiende partos, no practica tactos,
no indica tratamientos, no hace diagnósticos,
no realiza terapias ni las recomienda.
Y para mí, ¿qué es una doula?

Desde mi experiencia, una doula es una persona que se ha entrenado para poder informar, acompañar, brindar apoyo físico y emocional a la mujer que está embarazada, que está en trabajo de parto y esperando la cesárea y en el posparto. Hay tantas cosas que nadie nos habla de todas estas etapas, que creo que la misión de la doula es brindar toda esa información. Por esa razón, no tiene que ser una persona que sepa de salud, porque su labor es brindar soporte y en el transcurso del camino, se van aprendiendo técnicas para mejorar y aliviar ciertas incomodidades.

La doula juega un papel fundamental en todo este trayecto, porque para mí el parto es un evento hormonal, físico y emocional. Y es allí cuando la doula entra con su experiencia y sabiduría para facilitar el momento a esta mamá que está descubriendo todas estas cosas nuevas.

ENTONCES, ¿QUÉ HACEN LAS DOULAS?

Ahora bien, entendiendo este concepto y teniendo ahora claro qué es una doula y de dónde parte su origen, vamos a hablar sobre cuáles son nuestras funciones, cómo las aprendemos y cómo eso puede beneficiar a la mamá y a ese bebé que viene en camino.

Y se los planteo así porque no saben las miles de veces que me he encontrado con esa pregunta, sobre todo, de parte del papá. Para los hombres todo esto es muy abstracto; son muy pocos los que por ellos mismos buscan a una doula. Generalmente, son las embarazadas las que buscan porque desde el día uno que saben que van a ser mamás, se abocan a buscar información sobre todo lo relacionado con la gestación y, además, son ellas las que comienzan a sentir los cambios.

Para los hombres este evento es un poco más difuso, a veces no entienden bien los cambios hormonales, les cuesta ver a sus parejas como en un estado de enfermedad cuando las ven con náuseas y vómitos y he tenido papás que me han dicho que se sienten relativamente culpables, porque todos esos cambios son por el embarazo que ellos causaron.

A veces es un reto como doula enfrentarse a ese papá que no entiende el embarazo y mucho menos qué beneficio tendrá invertir en una mujer que llega con un bolso lleno de material didáctico para brindarles información.

Por esa razón, es que quiero tomarme el tiempo para explicarlo: Una doula tiene funciones bien específicas que no tienen nada que ver con el acto médico, sino más bien con el soporte físico y emocional.

Lo que hace una doula:

Antes del parto:

- Orienta a la pareja sobre qué esperar del parto y el posparto. Explica los procedimientos comunes y ayuda a la mujer a prepararse de las más variadas formas, física y emocionalmente para el alumbramiento

- Facilita soporte informativo al explicar los términos médicos y los procedimientos hospitalarios.

- Se encarga de mostrar con elementos didácticos, con bebés de juguetes, con figuras anatómicas, todo lo relacionado con los mecanismos del parto.

- Brinda técnicas para respiración consciente y para pujar de manera efectiva.

- Por otro lado, el enfoque en los primeros días del posparto, cuánto duerme un bebé, cómo dirigir la lactancia materna o la alimentación con fórmula, cuántas veces se cambia un pañal, las características de las heces, los cambios en la piel del recién nacido. Todas esas cosas parecen obvias, y que todo el mundo debe saber, podrían ser un mundo totalmente desconocido para otros.

En el parto:

- Ofrece soporte emocional a través de la presencia continua al estar al lado de la parturienta, proporcionando aliento y tranquilidad, ofreciendo cariño, palabras de reafirmación y apoyo. Favorece el mantenimiento de un ambiente tranquilo y acogedor, con silencio y privacidad.

- Ofrece medidas de confort físico con masajes, relajaciones, técnicas de respiración, baños, y sugerencia de posiciones y movimientos que auxilien el progreso del trabajo de parto y disminución del dolor y la incomodidad.

- También actúa como un puente de comunicación entre la mujer y el equipo de atención.

- Se hace importante, incluso, en un parto por cesárea, donde continúa dando apoyo, confort y ayudando a la mujer a relajarse y tranquilizarse durante la cirugía.

Después del parto:
- Puede estar presente en el posparto, ayudando a la madre en su contacto con el recién nacido y con la lactancia.

Ahora que sabemos qué cosas hace una doula; también aprenderemos sobre las cosas que NO hace una doula, porque esto también hay que tenerlo en cuenta porque ellas no reciben formación médica. En algunos tópicos durante la formación se les explica sobre la anatomía y sobre cómo trabaja el sistema nervioso central y cómo funcionan las hormonas y poco a poco con la experiencia se van aprendiendo algunos términos médicos que en mujeres muy curiosas pueden tomarse el tiempo para estudiarlos y entender por qué el cuerpo se comporta de una manera u otra, pero eso no le da la posibilidad de realizar ningún procedimiento médico. De hecho, en la formación, si hay alguna que sea del equipo de salud, está la del compromiso de cumplir con esta norma por más conocimiento que tenga.

Lo que NO hace una doula:

- La doula no realiza ningún procedimiento médico o clínico, como medir la presión, toques vaginales, monitoreo de latidos cardíacos fetales, administración de medicamentos.
- No es su función discutir procedimientos con el equipo o cuestionar decisiones.
- Tampoco sustituye a ninguno de los profesionales tradicionalmente involucrados en la asistencia al parto.
- No sustituye al acompañante escogido por la parturienta. En ese caso, la doula orienta al padre o acompañante a tener una participación más activa en el proceso, sugiriendo formas de prestar apoyo y dar consuelo a la mujer.

Posted by Daniela Mas, on Abril 12, 2021 in Blog, Salud

DoulaExpress en Gotas

Entendiendo todo esto, sería absolutamente normal preguntarse lo siguiente:

- ¿Qué beneficios tiene tener ese soporte emocional y físico durante el embarazo, nacimiento y puerperio?
- ¿Qué papel tiene, entonces, la pareja en todo esto, si ya cuentan con alguien que brinda ese soporte?

- ¿Qué debo buscar en una doula?
- ¿Qué características son importantes a la hora de escoger una doula?

Y vamos respondiendo cada una, con calma y dedicación, porque una de las cosas más concretas que he experimentado como doula es la influencia durante el embarazo, en relación con el empoderamiento y la información que como doula puedes brindar, esa pieza fundamental durante el nacimiento independiente de si es vía vaginal o por cesárea y ese soporte durante el posparto que para algunas mujeres es más intenso que para otras.

EXPLICANDO CON EJEMPLOS

Hay que entender que los beneficios van a depender de las expectativas de cada mujer, ya que no podemos someternos a algo con lo cual no nos sentimos cómodas. Por ejemplo, Antonieta me contactó en su segundo embarazo, porque con su primer bebé tuvo una doula y su experiencia fue tan buena que en esta nueva aventura quería estar sin medicamentos y con puras técnicas de relajación.

Desde mi punto de vista, Antonieta es una mujer que puede tener un parto en casa porque ella logra conectarse con su cuerpo y sus emociones, sabe reconocer a qué le teme y a qué no, tiene esa firmeza, pero sus expectativas eran otras y se sentía más segura en el hospital. Ella consideraba que los beneficios de una doula están relacionados con el apoyo dentro del centro asistencial para poder evitar el uso de la epidural. Sin embargo, para Silvia, que ha parido en casa a sus tres hijos y los tres con la misma partera y conmigo como doula, no hay nada más cómodo y seguro que parir en casa y para ella los beneficios son completamente diferentes a los de Antonieta.

Pero, estadísticamente y basándonos en la evidencia científica: **Hay estudios que han demostrado que el apoyo emocional de la doula a la familia tiene beneficios durante el parto**, tales como los siguientes:

✓   Reducción en un 50% de cesáreas

✓   Reducción en un 40% en uso de fórceps

✓   Reducción en un 60% del uso de epidural

✓   Acorta en un 25% la duración de los partos.

Todo esto, por supuesto, como complemento a una buena asistencia sanitaria ("A Doula Makes the Difference" por Nugent, Mothering Magazine, March-April, 1998).

Y aunque la responsabilidad no es únicamente de la doula, su presencia es fundamental y aquí respondo sobre el papel del acompañante, que es tan importante. En compañía de la pareja, el trabajo se hace en equipo, porque esa pareja que se informó durante el embarazo podrá procesar todos los cambios y sensaciones que se generan durante el trabajo de parto o durante la cesárea, y eso lo va a fortalecer para brindar las palabras adecuadas a su esposa en trabajo de parto o en vía a una cesárea. Realmente, no es fácil observar a nuestra pareja quejarse de dolor y verla perder el foco en momentos, pero para eso tiene un equipo genial que le recuerda la razón por la cual *estamos* allí.

Siempre en mi mente y en mis recuerdos estará Pablo, pareja de Cristina; a ellos los he acompañado en la llegada de sus dos hijas, y de los tantos papás con los cuales he trabajado, Pablo es uno de los que más me ha marcado, por su fuerza y esa inmensa capacidad de bridarle energía a Cristina, sin soltarle la mano y sin perder la confianza, porque ambos nacimientos fueron largos e intensos, y él, cómo acompañante, siempre se mantenía firme y buscaba en mí ese apoyo cuando él sentía que podía perder la esperanza o el norte; por eso es un trabajo en equipo, que se debe hacer sincronizado y en armonía.

Y sobre esta base puedo responder la última pregunta en la que nos cuestionamos, cómo elegir la doula ideal para cada quien. Creo que lo principal es la conexión o *feeling*, porque esa persona será la que esté en el momento más importante e imborrable de la vida de esa pareja, así que deben sentirse cómodas y seguras con ella, para poder conversar y trabajar en equipo.

Otro factor importante es la experiencia. Una doula con buena experiencia sabrá las técnicas para poder brindar ese apoyo físico que es tan relevante durante el trabajo de parto, y poder manejar el equipo de trabajo con delicadeza y agudeza para siempre resguardar la psiquis de la mujer. Además, es importante saber que cada doula tiene un sistema diferente para trabajar y ese es un factor importante para escoger y decidir con cuál doula te sientes más cómoda.

Para mí, el primer encuentro es como una primera cita; me encanta que sea en persona y en un lugar público y lindo, donde la mamá se sienta a gusto y puedan conversar en confianza, donde la pareja pueda hacer todas las preguntas que considere necesarias y así la doula puede aclararles las dudas y verificar también la disponibilidad de fechas.

Ahora que sabes todo lo relacionado con las doulas, te invito a sentarte en un lugar seguro y donde te sientas cómoda, con una música suave para hacer una lista con lo que esperas de ¡la doula ideal para ti!

Todo este camino me ha llevado a reconciliarme conmigo misma, a observar cómo el cuerpo de la mujer es perfecto, hasta cuando creemos que no lo es. También he podido crear un balance y servir de guía para muchas otras mujeres que están en formación para ser mamá y así acompañarlas no solo en la llegada de su bebé, sino en todo el trayecto de la vida como mamá, que va transcurriendo para cada una con sus aciertos y sus dificultades dentro de una sociedad que te exige ser una madre perfecta que solo existe en el imaginario colectivo y desde una construcción social errada.

Tú eres perfecta para tu bebé y dentro de tu perfección está bien cansarse, sentirse diferente, cuestionarte como mamá y sentir que no lo haces bien. Aquí lo maravilloso es que luego de un largo día siempre llega la noche y con ella un nuevo amanecer, donde lo puedes intentar de nuevo y así disfrutar el camino mientras llegas a tu meta.

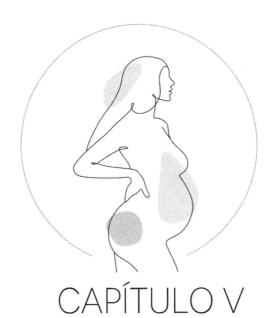

CAPÍTULO V

De obstetra
a doula

Mi papá es veterinario; nunca ejerció, y se dedicó a la investigación y a impartir clases de Parasitología en la Universidad de Carabobo, Núcleo Aragua, pero en una época le dio por que quería dedicarse a las consultas para perros y para eso habilitó un espacio en la casa. Allí, con un amigo, operó dos veces unas orejas de perros y posteriormente ese lugar nunca más se usó. Pero estaba equipado con todo lo necesario para una niña con mucha imaginación y muchas ganas de ser médica.

Yo pasaba horas allí con mis peluches jugando a que yo era la doctora. De pequeña, disfruté mucho de los juegos de niña, me encantaban las muñecas y las *Barbies*, y disfrutaba increíblemente jugar a que tenía un hospital. Desde que tengo uso de razón quería estudiar Medicina. Mi mamá y mi papá trataron de quitarme esa idea de muchas maneras, pero no triunfaron con ese proyecto. Yo pasaba por el Hospital Central de Maracay y soñaba con caminar por esos pasillos, con mi bata blanca y mi estetoscopio en el cuello. Desde que fui más consciente de la importancia de las notas en el básico para poder aplicar a una universidad, trabajé muy duro para sacar buenas calificaciones y así tener un buen promedio académico. Yo quería estudiar en la Universidad Central de Venezuela, tenía todo planificado, viviría con mis abuelos maternos en Los Teques, estado Miranda, y viajaría a Caracas todos los días.

Llegó ese año tan esperado —1996—, que me tocaba graduarme y comenzar la universidad, pero llegó distinto a como yo lo había soñado. Primero, en el mes de enero murió de un infarto mi abuela Corina, mamá de mi mamá y, como toda desaparición inesperada, nos dejó a todos fuera de foco y muy consternados.

Seis meses después, a dos semanas de mi graduación, se enfermó mi mamá de dengue hemorrágico y en menos de 36 horas se complicó y solo recuerdo haber hablado con ella en la terapia intensiva, donde les dijo a las enfermeras que yo era su hija, que yo quería estudiar Medicina y ella no quería porque me pondría vieja muy rápido por los trasnochos. Mi mamá me mandó para la casa para limpiarla y que le comprara flores, porque ella quería irse al día siguiente.

Yo me fui brava, como buena adolescente, porque no quería limpiar. En la tarde, cuando volví a la clínica ya no la pude ver más: mi mamá se había complicado, hizo edema de pulmón, los riñones colapsaron, su corazón se llenó de líquido y su cuerpo no lo toleró. Mi mamá falleció ese 17 de julio. Eso sí que fue un disparo a quemarropa. Mis hermanas estaban pequeñas, eran unas niñas de 10 y 8 años. Fue de las cosas más difíciles que he vivido, todo era tan confuso que lo único que yo tenía claro era que no podía irme a vivir a otra cuidad.

Así que me quedé en Maracay, la ciudad donde nací y crecí. Allí conocí al papá de mis hijos, allí estudié, allí nacieron mis hijos y viví los mejores años. Estudié en la universidad donde crecí, porque allí trabajaba mi papá. Esa universidad era una extensión de mi vida, porque mi papá me llevaba siempre de niña... Era como una casa para mí. Allí conocí a Marbella, la abuela de mis hijos, y en una historia de esas en las que el destino cruza a dos personas, bajo situaciones similares, Marbella y yo hicimos una unión y un vínculo afectivo, muy intenso y marcado.

EL IMPACTO DE UNA PERSONA EN NUESTRAS VIDAS

¡Marbella! Gracias a ella conocí el término de la Violencia contra la Mujer y en especial la Violencia Obstétrica, y cuando la visión te empieza a cambiar en relación con estos temas es muy difícil retroceder y no ver la vida analizando todo con perspectiva de género. A Marbella la acompañé en su investigación sobre la diferencia que existe entre parir como un acto médico y no como un evento biológico. Marbella se convirtió en un referente profesional con una visión que tal vez en ese momento no comprendí, pero que ahora calza perfectamente con lo que he sido, soy y seré como profesional.

Su dedicación al parto como evento biológico, pero amable, me ha acompañado siempre. Recuerdo, como si fuera hoy, cuando me tocó mi primera guardia en Obstetricia en la sala de partos del Hospital Central de Maracay. Era un 26 de septiembre, día en el cual mi hermana menor cumple años. Ese día ella cumplía 12 años y en la sala de partos había una niña de la misma edad pariendo a su bebé y recuerdo clarito a las enfermeras diciéndole: *"no grite, sea macha, nadie la manda a abrir esas piernas. Tan chiquita y ahora va a jugar con un bebé de verdad, verdad".* Palabras súper duras para una niña, sola, asustada, con contracciones, pariendo a un bebé bajo unas condiciones inhóspitas, rodeada de mucha soledad y violencia. **Ese día entendí que eso era lo que yo quería hacer el resto de mi vida, pero de otra manera, llena de amor y de respeto. Yo no podía entender que el evento, que culturalmente es tan importante, estuviera rodeado de tanta violencia.**

MI CAMINO: UNA MEZCLA PROFESIONAL Y HUMANA

Cuando me gradué, trabajé siempre en lugares donde había sala de partos. Trabajé en la sala de parto de Turmero, recinto que se diseñó para atender nacimientos de bajo riesgo. Sin duda alguna, fue una de las mejores experiencias profesionales de la que tengo los mejores recuerdos, grandes amistades y un sinfín de partos respetados y humanizados que me llenan de placer y satisfacción.

Al decidir hacer posgrado, sabía que entraría a la boca del lobo, a una formación rígida y la cual nos prepara solo para las emergencias, pero nunca, jamás, para ver el lado de las emociones y del lenguaje corporal de esa mujer en trabajo de parto. Sin embargo, siempre intenté tener coherencia entre lo que decía y lo que hacía. Claro que tenía que seguir ciertas normas. Claro que hay embarazos, partos y pospartos que se complican; no crean que todo es color de rosa. Solo que cuando un embarazo transcurre sano, sin complicaciones, el nacimiento, en la mayoría de las situaciones, si se deja evolucionar de manera fisiológica, evoluciona sin contratiempos. Eso lo aprendí en la sala de parto de Turmero y lo corroboré en el posgrado, cuando de madrugada no medicaba ningún trabajo de parto y todo fluía naturalmente.

Finalmente, luego de tres largos años de intentar renunciar un millón de veces (gracias, Carlos, por no dejarme renunciar), de llorar mucho y no querer estar allí, de trabajar con las uñas (con nada de recursos médicos ni hospitalarios) y hasta con menos por estar en una situación política de país donde el sector salud estaba colapsado, lo logré y me gradué de ginecóloga-obstetra. ¡Qué felicidad tan grande y qué satisfacción tan buena sentía!

Por fin, yo iba a poder aplicar toda la experiencia clínica, con toda la experiencia humana

Por una situación súper extraña conocí a un colega, que era director general del Centro de Fertilidad de la Clínica Lugo, en Maracay, que me invitó a conocer la unidad, y desde el día uno quedé enamorada de ese lugar, así que me hizo una propuesta de trabajo y yo la acepté. Allí aprendí, viví y trabajé con el mejor equipo posible. Fue mi lugar de confort, disfrutaba mis días allí. Para mí los días lunes eran el mejor día de la semana, me encantaba estar allí, operar allí, desenvolverme profesionalmente. Además, comencé a implementar todo lo que siempre quise: manejar el trabajo de parto el mayor tiempo posible fuera de la clínica, aumentar el índice de partos vía vaginal en relación con el número de cesáreas. En fin, hablando coloquialmente en argot venezolano, *nadie me quitaba lo bailao'*.

Todo siempre lo manejé desde la ética, el conocimiento y la buena práctica obstétrica. De verdad, que esos años de trabajo en equipo, de estar en consulta y luego en un parto, y después en quirófano por una cesárea o por un embarazo ectópico, la complicidad entre mi amiga Natalia Antón y yo son momentos increíbles que me dieron mucha experiencia, que me hacía pensar que yo tenía noción del cuerpo de la mujer.

MI PASO DE OBSTETRA A DOULA

Yo creía que tenía noción del cuerpo de la mujer, pero en realidad estaba un poco lejos de entender la fisiología real del cuerpo de la mujer en trabajo de parto y hasta que emigré a Estados Unidos fue cuando comencé a entender cosas que quizás antes no me tomaba el tiempo de observar con calma.

Mi experiencia en la sala de parto de Turmero me permitió abrir mi mente en muchas cosas, pero eventualmente por la formación del posgrado, esas cosas quedaron opacadas. Y cuando llegué a este país, lo hice decidida a no ejercer nunca más la Medicina, porque decidimos cambiar de país para poder ofrecerles a nuestros hijos un mejor futuro. Cabe destacar que nuestra emigración fue motivada a que la vida en mi país, Venezuela, estaba cada día peor, en los ámbitos político, económico y de seguridad. Tomar esa decisión fue muy intensa para mí. En realidad, yo no me creía capaz de hacer nada más en la vida que no fuera Medicina.

Al mudarme a un país donde validar el título era muy complejo, decidí no saber nada más de esta área. Emigrar es difícil, seamos sinceras, es muy duro. Alejarnos de nuestros seres amados, de la seguridad que te da tu cultura y tu idioma, de tener cerca todo lo que has conocido por un montón de años, comenzar desde cero y, de paso, tener que ser el pilar y esa versión más fuerte de ti para transmitírselo a tus hijos.

Yo lloraba mucho, añoraba mis días lunes en mi consulta, la adrenalina del día a día con cada caso nuevo que llegaba, el olor a carne quemada del quirófano, los casos clínicos que había que discutir. Yo estuve de pasar todo el día en la calle trabajando, a pasar todo el día en una casa encerrada. Todos se iban, Carlos se iba a trabajar y los niños, al colegio, y yo lloraba desde las 8:00 am hasta las 3:00 pm. Lloraba sin parar, extrañaba mucho mi vida antes de emigrar. Eso fue otro tipo de duelo para mí. Allí sí sentí que dejaba de ser quien yo era antes y que ni siquiera me reconocía, porque sentía que no era la misma porque no estaba en el lugar donde pertenezco, como lo era mi lugar donde trabajo.

A veces el destino, el que nos cambiará para bien, toca la puerta ¿por casualidad?

Mi mejor terapia eran mis mamás que habían quedado en Venezuela, porque mucho antes de emigrar yo creé un grupo de apoyo en WhatsApp, para que las mamás que yo atendía se sintieran acompañadas todo el tiempo. Esas mujeres hablaban de todo allí, se mandaban mensajes en la madrugada mientras lactaban, se hicieron grandes amigas y me dieron una energía increíble. Un día una de ellas, la del cuento del parto maravilloso, ¿se acuerdan? Bueno, ella me dio la idea de monetizar con mis conocimientos a través de las redes sociales. Se ofreció para ayudarme y me dijo **¿por qué si tú nos sugerías tener una doula en el parto, no intentas hacer eso?**

Empecé a investigar y ver cómo me certificaba. Una amiga de mi infancia me puso en contacto con Luisana López, valenciana, y es doula, y ya tenía tiempo en Estados Unidos trabajando con eso. Llamé a Luisana y nos reunimos en una panadería en el Doral, una zona donde hay muchos venezolanos en Miami. Luisana es un ser maravilloso, nada egoísta. Me relató toda su historia, me dio todos los datos y me ofreció su mano y sí que pudimos trabajar juntas muchas veces ... ¡Gracias, Luisana!

En resumen, comenzamos a buscar nombre para abrir expandirme en las redes sociales y así poder hacer promoción. Así llegue a Diana Nielavitzky Zacharin, una argentina increíblemente dulce, que tiene muchos años de experiencia como doula, como instructora de *Hypnobirthing* y como instructora de doulas certificada por Dona International. Con ella, sin entender mucho el inglés, me certifiqué como doula. El trabajo fue en equipo; fueron muchos los que participaron: mi cuñado Luis Daniel, quien con mi hermana Andrea emprendían su empresa de flores en Chile. Él me daba todos los datos de cómo tomar buenas fotos, el nombre de *Nacer juntos* fue una lluvia de ideas sometidas a votación y ese fue el nombre ideal para un nuevo nacimiento.

Yo nacía, nacía mi nuevo proyecto, nacerían nuevas familias. Yo comencé a seguir a todas las embarazadas posibles. Durante esa búsqueda, le escribí a una actriz venezolana, que baila y tenía tiempo aquí en Estados Unidos y estaba embarazada. Pasaron las semanas y no me respondía, hasta que finalmente, luego de tres o cuatro semanas, me llamó por teléfono y quedamos en conocernos, fui hasta su casa e hicimos un *click* increíble y a los días me preguntó si quería ser su doula y ¡claro que dije que sí! Ese bebé inició trabajo de parto en la madrugada y fueron largas horas rodeada de una familia muy amorosa. Ella dio todo por tener un parto netamente natural, pero fueron muchas horas y el agotamiento se estaba estableciendo y el trabajo de parto avanzaba, pero lento, así que en algún momento del baile y las risas pedimos la epidural y horas después llegó un hermoso bebé, cuyo nacimiento trajo a mi vida un cambio.

¿Cómo fue ese cambio? El cambio llegó porque ellos publicaron que tenían una doula, venezolana y obstetra. Fue impresionante cómo inmediatamente las seguidoras en las redes fueron subiendo y subiendo. Yo pude ver ese fenómeno de pasar de 500 seguidores a 1.900 en menos de 2 horas. Fue una cosa loca. De allí en adelante, el trabajo fue aumentando y mi crecimiento en esa red fue poco a poco, pero efectivo. Constantemente, yo iba brindado mucha información y esto me iba permitiendo estar cada vez en más partos. Poco a poco fui conociendo la dinámica de los hospitales, de algunos obstetras y de las enfermeras también.

Pero lo más importante no fue eso;
lo más importante fue cómo estando
en una posición de observadora
logré conectar con esa mamá desde otra perspectiva,
entendiendo sus emociones, sus miedos,
su manera de obtener las fuerzas;
comencé a entender el lenguaje del cuerpo de la mujer,
cómo siente las contracciones
según cómo se mueve o cómo se emiten sonidos
mientras está sumergida en esa ola uterina.

De verdad, que ha sido lo más mágico entender el cuerpo de la mujer, sin tocarlo. Poder suponer la posición en la cual viene o calcular la dilatación, por la manera como quien la examina mueve las manos y pone la cara, eso sí ha sido un aprendizaje digno de disfrutar.

Aprender cómo quiero tratar en un futuro a aquellos que confíen en mis manos y reflexionar sobre mi práctica como obstetra y como doula han sido varias de las cosas que este camino me ha permitido. El día que volví a los hospitales para estar de compañera durante el trabajo de parto, ese día volví a sentirme yo, volví a sentir que hacía lo que me apasiona.

Ser doula me dejó mirar el nacimiento con una perspectiva más humana, pero también me permitió hacer en este país lo que más me apasiona, pero sentada en otro banquillo en el que descubrí cosas maravillosas que me hicieron crecer como ser humano y como profesional.

¡Soy una mujer afortunada
que ha podido unir su pasión profesional
con su convicción!

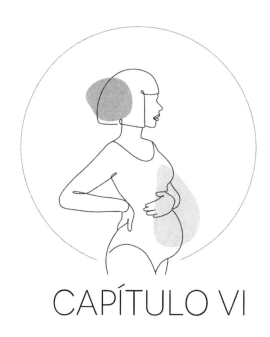

CAPÍTULO VI

¿Por qué toda embarazada debería tener *una doula?*

Sara fue mi paciente en Venezuela. El embarazo se logró después de un tratamiento por fertilización *in vitro*. En las primeras semanas, ella comenzó a sangrar mucho vía vaginal y, por supuesto, el temor que tenía de perder el embarazo era muy grande. Cuando un embarazo se pierde, suele ser muy doloroso para la mujer y su pareja, pero cuando luego de varias semanas de exámenes y exámenes, de diagnósticos, de largos tratamientos de estimulación ovárica y de hacer toda una cantidad de procedimientos para lograr un embarazo, este se ve amenazado, la carga emocional y psicológica es más intensa y abrumadora.

Mi compañero y yo la vimos, la evaluamos, la miramos ecográficamente y constatamos que todo estaba bien. Le explicamos las posibles causas del sangrado y la mandamos de reposo a su casa con la promesa de reevaluarla en dos semanas. Sara hizo exactamente lo que le dijimos y dos semanas más tarde, el sangrado se detuvo y ya todo se ponía en calma absoluta. Al mes de ese evento sería mi partida del país, así que poco a poco me fui despidiendo de algunas embarazadas con las cuales tenía una conexión muy intensa y ella era parte de ese grupo. En esa conversación, me comentó que tenía intenciones de irse a Estados Unidos también, pero que aún no concretaban nada y allí quedó el tema.

Entre todas las tantas historias que puedo tener guardadas en mi mente, creo que las historias en las que mi atención estuvo en resguardar y amparar emocionalmente a la embarazada son las que más me han marcado. Yo olvido algunas caras y algunas fechas, pero las historias que he ido guardando como doula están allí clavadas, porque intento ir escribiendo todo para no perderme ningún detalle.

He sido psicóloga, sexóloga, maestra, mamá, hermana, ginecóloga, obstetra, todo lo que puedan imaginar, porque cuando se establece ese lazo, hay una conexión muy estrecha entre la mamá y la doula.

Cuando Sara llegó a Estados Unidos, yo aún no estaba certificada como doula, pero yo la acompañé a la cita con el perinatólogo y cada cita con su obstetra ella me lo consultaba y lo hablábamos juntas, al fin de cuentas yo era su obstetra y podía conversar con ella sobre cómo iba evolucionando el embarazo y qué esperar del parto, de la lactancia y del posparto.

Camilo, su esposo, tenía que viajar para Venezuela para algún trámite, que hoy no recuerdo y yo quedé pendiente con ellos para cualquier eventualidad. El día que nació la hija de Sara y Camilo, esa niña que tanto cuidamos, Camilo aún no llegaba de Venezuela. Sara fue a su consulta y el especialista le dijo que se quedara tranquila, que esa bebé no nacería aún. Sara se fue a donde su hermana que vivía a una hora y media del hospital, y quedamos en contacto por cualquier eventualidad.

Horas más tarde ella me comentó que sentía que estaba perdiendo el tapón mucoso y yo le recordé que eso podía pasar semanas antes de iniciar el trabajo de parto. A las horas me llamó y me dijo que tenía contracciones seguidas y cuando las comenzamos a contar estaban ordenas y seguidas, así que ella se fue al hospital con su hermana y luego de que la examinaron y constataron que tenía cinco centímetros, la ingresaron. Yo me fui al centro asistencial a estar con ambas, porque la hermana de ella también estaba embarazada, así que tenía a dos mujeres vulnerables y a un papá en otro país, desesperado por venirse.

Camilo hizo todo lo posible e imposible para llegar al nacimiento de su hija, esa que tanto buscó y añoró, sin tener éxito, el vuelo más rápido salía a las 7:00 am del día siguiente y, si mal no recuerdo, la bebé nació como a las 6:30 am. Los que estuvimos allí, brindándole palabras de aliento, medidas de confort y apoyo, fuimos la hermana de Sara y yo. Y, por otro lado, yo intentaba mantener a Camilo calmado y tranquilo. Esa bebé llegó a este mundo súper rápido y rodeada de gente que la amaba y para su mamá contar con personas que le brindaron calma y seguridad fue lo más maravilloso, ya que se encontraba en una situación muy vulnerable.

LAS COSAS CAMBIAN, SIN AVISO, DE UN DÍA PARA OTRO

Con la llegada del covid en 2020, todas las cosas cambiaron dando un giro de 180 grados en muchas personas y lugares. Uno de esos fueron los hospitales, ya que para los nacimientos no podía entrar un sinfín de números de personas, sino la pareja y la embarazada, y si esta presentaba negativo para el covid. Esta situación fue sumamente difícil para muchas mujeres que deseaban contar con el apoyo y soporte de una doula. De hecho, entre 2020 y 2021, los casos de depresión posparto y dificultad con la lactancia aumentaron en un 80 %. No es que una doula va a enseñarnos lo fisiológico o cómo parir, eso lo sabe nuestro cuerpo, pero la Medicina y la cultura nos han robado ese empoderamiento.

Es por eso que toda mujer que esté embarazada debería tener a su lado una doula que le hable del embarazo, de los tipos de nacimientos, de cómo se establece la lactancia y de cómo puede sentirse durante el posparto.

¿POR QUÉ TODA EMBARAZADA DEBERÍA TENER UNA DOULA?

Una doula nunca te dirá qué hacer, ni te impondrá sus creencias.
Una doula está para ser tu soporte, esa mano amiga.
Una doula es ese hombro para cuando quieras llorar.
Una doula es esa maestra que te brinda la información que necesitas para recuperar la confianza en tu cuerpo y en tus capacidades.
Una doula siempre será la que te brinde el poder del conocimiento.

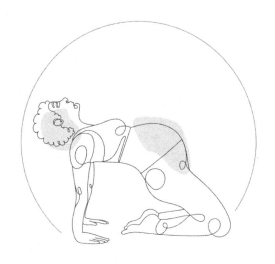

CAPÍTULO VII
Descubriendo los secretos
del embarazo

Nada más agobiante que tener un **(+) positivo** en la mano y no saber qué cosas puedo hacer y cuáles no. En este espacio quiero que me acompañes a ver esas cosas que son un tabú en cada trimestre del embarazo y qué sí puedes o no hacer, aunque durante años escucharas que era peligroso para ti o para tu bebé.

1° TRIMESTRE:

- Durante las primeras semanas de embarazo, se forman todos los órganos. Esta etapa es muy importante, se forma el corazón, pulmones, sistema nervioso central. Es el período llamado organogénesis, el origen de los órganos, y durante el cual aún no sabemos que estamos embarazadas y es en esta etapa cuando generalmente ocurren los abortos por selección natural, ya que, si el cuerpo detecta alguna irregularidad, lo descarta.

- Es en este tiempo cuando el consumo de ácido fólico es tan importante, porque se necesita de mucho para formar de manera adecuada el sistema nervioso central que formará al cerebro. Así que si tienes pensada la posibilidad de quedar embarazada, es conveniente que incorpores a tu dieta alimentos altos en ácido fólico y complementariamente en pastillas.

- La alimentación siempre será la clave para nuestro cuerpo en cualquier etapa. Tener una dieta rica en frutas y vegetales, con el consumo apropiado de proteínas y carbohidratos acorde para cada uno, será de gran ayuda a la hora de querer planificar un embarazo y, por supuesto, no voy a dejar por fuera el ejercicio.

- Sobre el ejercicio físico: el tema del ejercicio siempre ha sido controversial para el embarazo y su cuidado. Una mujer que realice ejercicio moderado-intenso y de alta competición no tiene por qué abandonarlos durante el embarazo; su cuerpo ya está adaptado a ese ritmo y exigencias, solo se adecuan los ejercicios para evitar lesiones a largo plazo y se educa para un buen manejo de la frecuencia cardíaca materna, para que no exista un desgaste calórico mayor del que necesita. Las mujeres que por salud durante el embarazo deciden incorporar ejercicios, deben hacerlo paulatinamente y supervisada.

- Otro secreto del embarazo y las primeras 13 semanas es que sí te puedes pintar el cabello. Adiós a las canas, si no te gustan. Los tintes no causan daño, lo que se debe evitar durante esas primeras semanas son los tintes que contienen amoníaco, porque recordemos que los órganos se están formando. Sí puedes teñirte el cabello y también pintarte las uñas. Estas son preguntas que recibo constantemente. Cada mamá tiene sus miedos y sus dudas, y estas son las más comunes a la hora de conversar con una mamá primípara.

- Al final del primer trimestre, tu bebé va a comenzar a verse ecográficamente más como una persona y no abstracto como las primeras veces y ya finalizando el tercer mes de embarazo, abre y cierra la boca, las uñas están formadas, puede abrir y cerrar las manos y dar patadas, solo que, por lo pequeño, no se perciben.

2° TRIMESTRE:

- Ya les conté: casi siempre es como una "luna de miel". Comienzas a sentir los movimientos de tu bebé, se comienza a notar la barriga, descubres el sexo y comienzas a sentirte más ilusionada y con más energía.

- No abuses con las comidas, mantén la dieta balanceada, sin excesos, para que evites el aumento de peso exagerado y para que evites las incomodidades de la digestión lenta.

- En esta etapa ya tu bebé comienza a hacer períodos de sueño y de actividad y cada vez lo sientes más. A los bebés les da mucho hipo dentro del útero, es normal, no te asustes y también es normal que al final del día te sientas más cansada y quizás con los pies un poco hinchados y aumentados de tamaño lo cual se debe a la adaptación de tu cuerpo a ese nuevo peso y gasto energético.

- Como dato importante les cuento que una de las razones por las cuales la espalda baja molesta cada vez más, se debe al cambio postural para equilibrar nuestro cuerpo y al esfuerzo que hacen esos músculos para mantenerse erguidos; por esa razón, el ejercicio es fundamental no solo para mantenernos en el peso ideal, sino para fortalecer ciertos grupos de músculos y así evitar las incomodidades del último trimestre.

3° TRIMESTRE

- Ya en esta fase, el tiempo corre lento y la presión por la llegada de ese bebé se hace más intensa cada día, comienza la presión familiar y social por el día del nacimiento. Tómalo con calma y recuerda que cada bebé decide cuándo nacer.
- Te invito a hacer esta práctica: cerca de la llegada de tu bebé, toma un momento a solas para ti, pon música que te guste, prende velas, usa aromaterapia, si te gusta, y escríbele una carta a tu bebé, exprésale todo lo que has sentido durante el embarazo, cuéntale allí sobre tus emociones, tus alegrías, tus miedos y tus retos; cuéntale sobre esos días cuando te sentiste muy feliz y los que te llenaron de miedos y por qué. Luego guárdala y toma una ducha y un baño en la bañera, dedícate a ti, agradécele a tu cuerpo, agradece a tu útero, ese órgano que alberga a tu bebé, que lo acobija y le brinda una casa.
- Agradece el cambio maravilloso que tu cuerpo ha logrado en todas estas semanas de embarazo y háblale a tu bebé, cuéntale que estás lista, que lo amas mucho y que ya solo estás esperando que se sienta listo para nacer. Suelta los miedos, las expectativas, respira conectada con tus emociones y confía en tu cuerpo. Recuerda que en ese momento todos vamos a nacer juntos.

4° TRIMESTRE

- Aunque no lo creas, esta es el más importante y más extraña de transitar. Ocurre cuando tu bebé llega y nosotras nacemos como mamá:
  - Para algunas mujeres este proceso de cambios les sucede sin mucho ruido y en tranquilidad, disfrutando de cada día, asumiendo que el agotamiento forma parte de este tiempo y llevando cada etapa con calma.
  - Hay mujeres que se adaptan con facilidad a la lactancia y lo asumen como fisiológico, sin dejar de lado que sí se frustran y se cansan, y que a veces se sienten que no van a poder con la demanda que genera un ser recién nacido que depende en un gran porcentaje de esa mamá.
- Estas sensaciones extrañas pueden suceder y de la risa al llanto vas hacia una sensación de vacío dentro de tu cuerpo, a una imagen diferente al verte en el espejo y un poco de miedo, en ocasiones, es como sentir melancolía... y todo eso forma parte de los cambios posparto debido al cansancio, la regulación hormonal y los nuevos retos como mamá. Esta melancolía aparece los primeros días durante el posparto y puede durar hasta dos semanas
- Pero, ¿qué pasa con aquella mamá que no se adapta al pasar los días y empieza a tener sensación de tristeza profunda, que pierde el interés por cosas que antes sí le importaban, que deja de comer o come de más, que no se quiere quedar sola con el bebé, que

siente que es mala madre, que no logra dormir o quieren dormir solamente, que comienza a aislarse y a veces hasta piensa en hacerse daño a sí misma? Son mujeres que están pasando por **depresión posparto**, que es una complicación común y puede ocurrir durante el embarazo o durante el posparto, ya sea recién nacido el bebé o en los meses siguientes. Estadísticamente, una de cada siete mujeres lo padece y posiblemente esa mujer en su pasado jamás haya tenido un episodio de depresión.

- Por esa razón, una mujer durante el posparto no es recomendable que esté sola. Una mamá recién nacida debería tener la compañía de personas que le sirvan de apoyo y soporte, que se encarguen de la casa, la comida, la ropa sucia, que puedan tomar en brazos al bebé mientras esa mamá toma una ducha, que la pueda acompañar durante las madrugadas y que le puedan dar palabras de aliento en esas largas noches cuando la demanda del recién nacido es más intensa.

- Crear una red de mujeres que puedan darse ánimo a través de mensajes de texto o llamadas telefónicas, y conectar con esa misma sensación que solo percibimos en esa etapa y que es tan compleja de entender, porque estamos en una nube de amor, felices por tener a esa persona en nuestros brazos, pero a la vez el cansancio nos hace sentir cosas que no esperamos.

- Les voy a relatar cómo pueden identificar la depresión posparto para trabajarla, pero lo más importante es que comprendas que no estás sola y que está bien poder pedir ayuda si no te sientes bien lo cual no te hace una mala madre; por el contrario, te lleva a ser una mejor versión de ti. Entre los síntomas están los siguientes:

a. Llanto fácil y explosivo

b. Comer mucho o poco

c. No dormir (que no sea por atender al bebé) o dormir mucho

d. Perder interés en cosas que antes te gustaban

e. Ataques de pánico

f. Ansiedad

g. Creerse mala madre

h. Perder interés en la atención del bebé

i. No querer hablar con nadie

j. Cambios en el estado de ánimo

k. Tener miedo a estar sola con el bebé

La depresión posparto es una enfermedad médica real y puede afectar a cualquier madre, independientemente de su edad, raza, ingresos, cultura o educación. Las mujeres no tienen la culpa de tener depresión perinatal. No es el resultado de algo que hayan hecho o no. No hay una sola causa para la depresión perinatal; más bien, las investigaciones sugieren que es el resultado de una combinación de factores genéticos y ambientales". (National Institute of Mental Health).

Y, además, puede ocurrir una complicación grave llamada psicosis posparto", que ocurre luego del alumbramiento en la que la mujer comienza a tener delirios, alucinaciones, manías, paranoia y confusión. Las mujeres con esta condición pueden hacerse daño ellas mismas o a sus bebés.

Esta es una de las grandes razones por las cuales una mujer en posparto debe tener compañía, apoyo y un buen equipo que trabaje con ella en conjunto para este proceso de adaptación. El tratamiento de cada caso va a depender de la gravedad, por eso es importante estar atentos a los signos y síntomas para pedir la ayuda médica oportuna.

Desde su preparación hasta en el proceso de criar y cuidar a otro ser humano, la maternidad necesita de acompañamiento, de información y de soporte emocional. Teniendo estas herramientas cada mamá dejará que fluya esa energía en su tiempo y en su espacio, y construirá el camino adecuado para ella... **por ese motivo, mi sueño de crear *Nacer juntos* es una cristalización de lo que creo que es el trabajo más mágico e intenso como lo es lograr que cada mujer tenga la mejor experiencia de esta etapa, que será un reto imborrable de su vida.**

Anacorina Comach Carrera

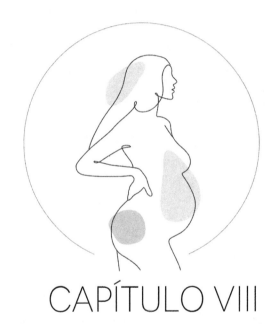

CAPÍTULO VIII
Un regalo para ti: imágenes y letras
en infografías

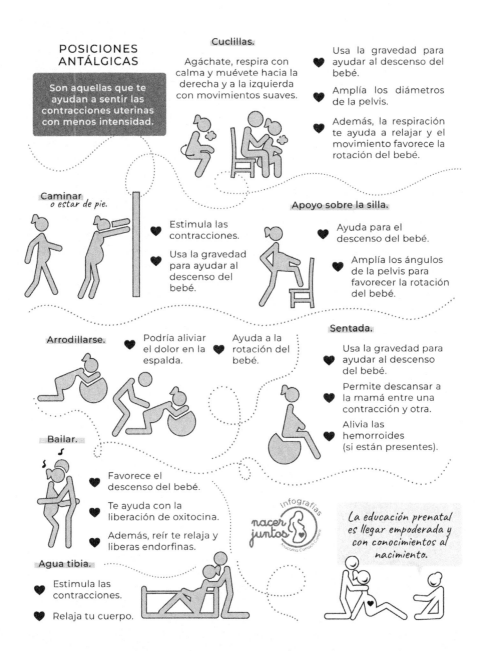

POSICIONES ANTÁLGICAS

Son aquellas que te ayudan a sentir las contracciones uterinas con menos intensidad.

Cuclillas.

Agáchate, respira con calma y muévete hacia la derecha y a la izquierda con movimientos suaves.

♥ Usa la gravedad para ayudar al descenso del bebé.

♥ Amplía los diámetros de la pelvis.

♥ Además, la respiración te ayuda a relajar y el movimiento favorece la rotación del bebé.

Caminar o estar de pie.

♥ Estimula las contracciones.

♥ Usa la gravedad para ayudar al descenso del bebé.

Apoyo sobre la silla.

♥ Ayuda para el descenso del bebé.

♥ Amplía los ángulos de la pelvis para favorecer la rotación del bebé.

Arrodillarse.

♥ Podría aliviar el dolor en la espalda.

♥ Ayuda a la rotación del bebé.

Sentada.

♥ Usa la gravedad para ayudar al descenso del bebé.

♥ Permite descansar a la mamá entre una contracción y otra.

♥ Alivia las hemorroides (si están presentes).

Bailar.

♥ Favorece el descenso del bebé.

♥ Te ayuda con la liberación de oxitocina.

♥ Además, reír te relaja y liberas endorfinas.

Agua tibia.

♥ Estimula las contracciones.

♥ Relaja tu cuerpo.

Infografías
nacer juntos

La educación prenatal es llegar empoderada y con conocimientos al nacimiento.

POSPARTO VAGINAL

Episiotomía/Desgarros

(Sí) o No

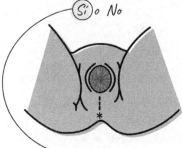

Dolor
incomodidad

¿Alivio?

Sábila o Aloe Vera

Cicatrizante,
antiinflamatoria,
hidratante y
refrescante.

Paso 1

* Corta una penca de la matica de sábila.

* Retírale la cáscara/piel.

* Lava el cristal.

* Córtalo en lonjas.

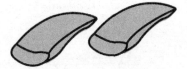

Paso 2

* Las lonjas lavadas métalas dentro de una bolsa plástica.

* Llévalas al congelador por 30 minutos. aproximadamente.

Paso 3

* Sácalas del congelador y de la bolsa.

* Coloca una lonja de cristal frío de sábila sobre tu toalla sanitaria.

Paso 4

* Colócatela de tal manera que la sábila quede en contacto directo.

* Déjatela unos 20 minutos.

Será un poco incómodo y húmedo, pero los resultados serán increíbles.

Te vas a sentir mejor.

Infografías
nacer juntos
Anacorina Comach Casero

DEPRESIÓN POSPARTO

Trastorno psicológico que se experimenta durante días, semanas y hasta meses después del parto.

Factores que contribuyen:

→ Psicológicos.
→ Bioquímicos.
→ Hormonales.

Afecta al

10-20%

de las madres.

¿Sabías qué...?

Los tranquilizantes y medicamentos antiansiedad no son eficaces para curarla, ya que solo actúan sobre los síntomas.

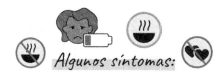

Algunos síntomas:

* Agotamiento.
* Insomnio.
* Cambio de apetito.
* Pérdida de interés sexual.
* Llantos sin motivos aparentes.

* Culpabilidad, tristeza, enfado.
* Desesperación.
* Olvidos.
* Imposibilidad de concentración.
* TOC.

Melancolía de parto	vs	depresión posparto

No, no es lo mismo.

Se caracteriza por un sentimiento de desilusión que dura aproximadamente dos semanas.

No se cura por sí sola en unas semanas o un mes.

Sin tratamiento se puede causar una enfermedad grave de ansiedad y pánico.

NO CONFUNDIR CON PSICOSIS POSPARTO.

(Alucinaciones, delirios, pensamientos de suicidio o de hacerle daño al bebé)

BUSCA AYUDA

¿Qué tratamientos existen?

* Psicoterapia, terapia de grupo y antidepresivos.
* Valoración médica y psiquiátrica.

TAMBIÉN EXISTEN PROGRAMAS LOCALES DE AYUDA PARA MADRES CON DEPRESIÓN POSPARTO.

Infografías
nacer juntos

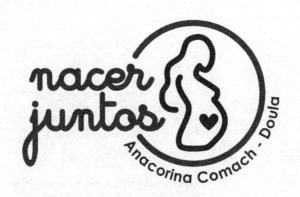

AVISO LEGAL

Esta es una obra escrita en su totalidad por **Anacorina Comach Carrera**, lo cual exonera de cualquier asunto legal posterior a su publicación, a todos y cada uno de los profesionales independientes que intervinieron para convertirla en libro. Por consiguiente, el apoyo de estos profesionales no tiene que ver con el fondo ni con su contenido.

Anacorina Comach Carrera, sus libros, agendas, canal de YouTube, artículos de revista, portales web, blog, conferencias, talleres, redes sociales y otros relacionados, ofrece este y otros materiales como recurso de información, entretenimiento y entrenamiento porque su experiencia, estudios y trabajos le han brindado a ella resultados más que satisfactorios; por tanto, lo que hagas con el conocimiento que obtengas o generes por el uso de este y otros de sus materiales, es única y exclusivamente tu responsabilidad y al seguir adelante y leer este documento así lo aceptas.

Básicamente, tú eres responsable de tus actos y del uso que puedas hacer con los recursos que ofrece **Anacorina Comach Carrera**. Dichos contenidos reflejan lo mejor de las recomendaciones posibles sobre su experiencia como ser humano y profesional, con una larga trayectoria. Sin embargo, no son garantía de éxito para tus iniciativas de cambios en tu vida o vida profesional, ya que son muchos los factores que influyen en la efectividad de las recomendaciones personales, técnicas, conceptos e ideas.

La licencia de uso de este libro electrónico es para tu disfrute personal.

Si deseas compartirlo, ten la amabilidad de adquirir una copia adicional para cada destinatario.

Printed in Great Britain
by Amazon

38064643R00086